汉竹编著·健康爱家系列

享瘦塑形瑜伽

纪海南 主编

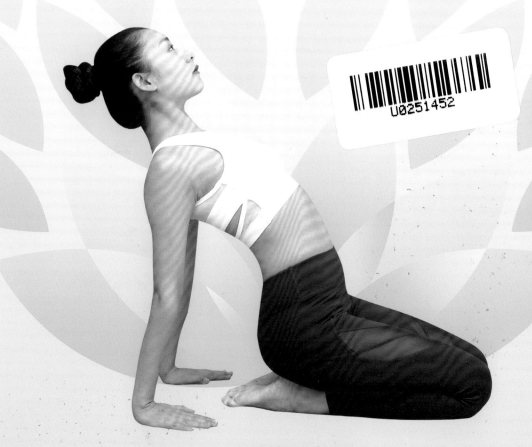

U0251452

江苏凤凰科学技术出版社
全国百佳图书出版单位

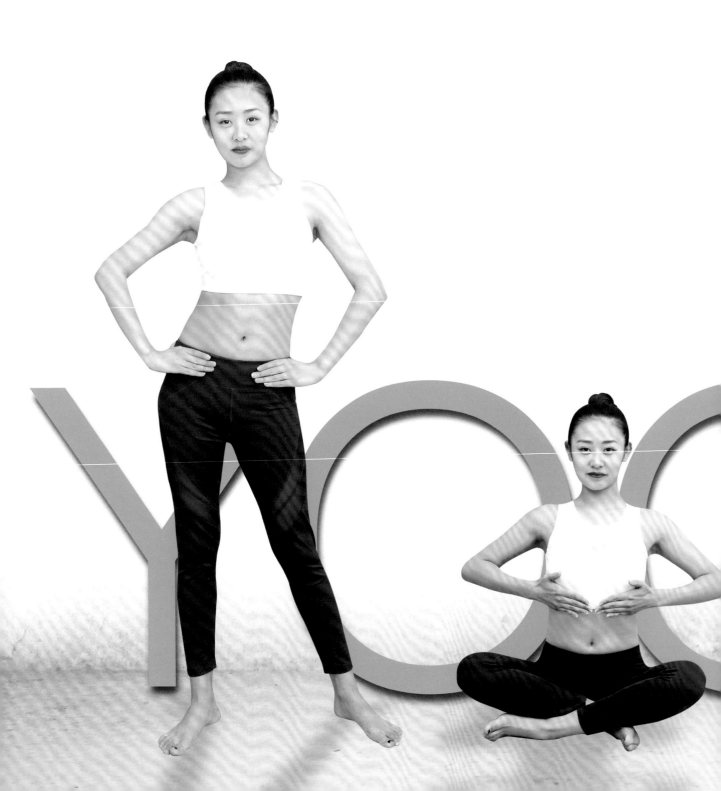

前言

　　没有天生的瘦子，也没有瘦不下去的胖子。维持苗条的身材是很多人终生的愿望，打造优美的身姿是很多人追求的梦想。

　　本书就以打造曼妙身材为最终目标，先从拆解健康减肥密码开始，从饮食、呼吸训练、零碎时间小运动等方面，告诉读者如何将减肥融入生活当中，再将那些网传的热门减肥法一一拆解，避开减肥误区，以免肥胖人群盲目节食、错误运动，反而走上越减越壮的弯路。

　　当然，想要瘦下来，怎么可能光说不动!

　　本书不仅收录了促进瘦身的瑜伽动作，还针对不同人群不同的瘦身、塑形需求，给出了针对胸部、腰腹、肩背、臀部、颈背、手臂、腿部等部位的专门塑形指导。从各部位的塑形原理到生活细节对塑形的影响，再细化到具体的锻炼动作，这里都应有尽有。

　　同时，书中还介绍了很多疏通按摩、自我体态调整的运动，与瑜伽动作串联起来，就是一套集合热身、训练、放松的完整塑形流程，让塑形瘦身实现从内到外的整体改变。让脂肪在你身上燃烧，火中重生，蜕变出线条优美的自己!

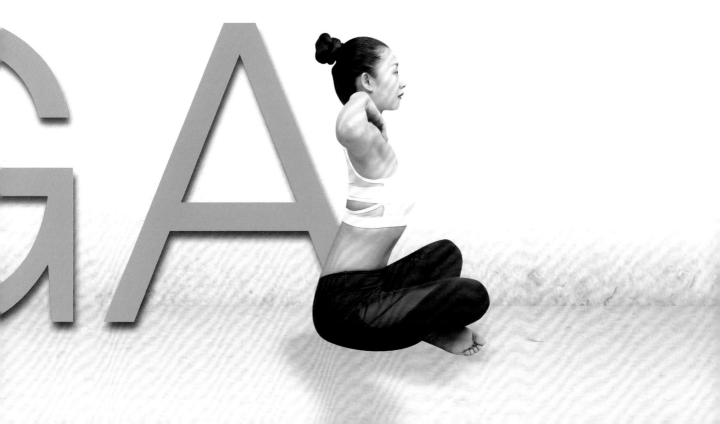

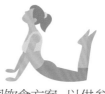

瘦身塑形 4 周运动方案

瘦身塑形是需要长期坚持的过程，下面就为大家推荐有效减脂的 4 周塑形锻炼及 1 周饮食方案，以供参考。

时间	第 1 周	第 2 周	第 3 周	第 4 周
星期一	3 组手臂转动操 5 组骆驼式呼吸法	5 组桥式运动 3 组蚌式运动	5 组招财猫式 8~10 组握水瓶上举训练	5 组背部滚动运动
星期二	休息 + 顶书站姿训练	休息 + 足部调整	休息 + 肠道调理按摩	休息 + 按摩穴位（胸部）
星期三	8 组骑马式	3 组跪姿简易训练	5 组卷腹进阶运动	10~15 组空中蹬车运动
星期四	5 组虎式运动	10 组陆地游泳训练	3~5 组俯身训练 2 组牛面式	10~15 组 W 字训练
星期五	休息 + 颈部穴位按摩	休息 + 肠道调理按摩	休息 + 肩颈淋巴疏通	休息 + 臀部唤醒运动
星期六	5 组屈腿硬拉	5 组卷腹运动	3 组对角训练 5~8 组俯卧腹部训练	3 组双腿交叉训练
星期日	15~20 组俯卧拍水运动	5 组手臂交叠运动	3~5 组顶峰式	5 组头手对抗训练

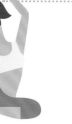
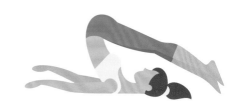

瘦身塑形1周饮食方案

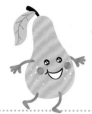
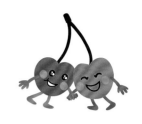

早饭	午饭	晚饭	防饿零食
牛奶（脱脂）1 杯 鱼片粥（去油）1 碗	白切鸡（去皮）6 块 米饭 1 碗 白灼菜心适量	烤鸡翅（去皮）1 只 芋头（中）3 个 蔬果沙拉 1 份	苹果 1 个
豆浆（无糖）1 杯 甜玉米（大）1 根	番茄肉酱意粉 1 盘 白灼生菜 1 份	蒸鱼 1 块 黑米饭 1 碗 炒胡萝卜丝适量	奇异果 1 个
牛奶（脱脂）1 杯 肉包 1 个	蒸排骨 4（小）块 米饭 1 碗 苹果 1 个	芹菜炒豆腐干适量 排骨苦瓜汤 1 碗	腰果 5 颗
豆浆（无糖）1 杯 肠粉加蛋 1 份	排骨米粉 1 碗 烫青菜 1 份	白灼虾 6 只 香菇青菜 1 份	圣女果 10 个
酸奶 1 杯 瘦肉粥（去油）1 碗	三鲜水饺 1 份 凉拌西蓝花 1 份	红烧牛排（小）1 块 蔬菜沙拉适量	核桃 2 个
牛奶 1 杯 鸡蛋 1 个 火腿 1 片	鱼泥三明治 1 个 奇异果 1 个	烤红薯（中）半个 三文鱼 6 片 紫菜汤 1 碗	香蕉 1 根
牛奶（脱脂）1 杯 法式面包 3 片	蒸三文鱼（小）1 块 炒豆角 1 碗	鲫鱼豆腐汤 1 碗 五谷粥 1 碗 土豆泥沙拉 1 份	菠萝 2 片

目录

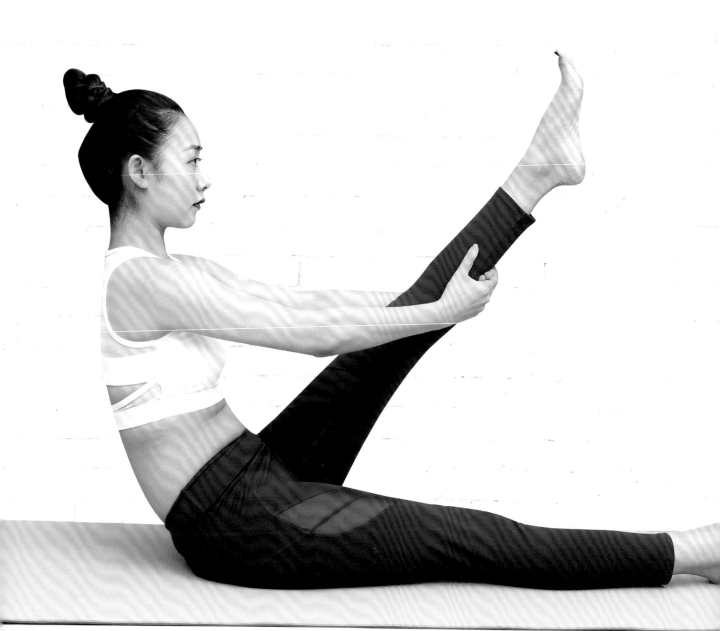

第一章
锻炼融入生活，轻松变身塑形大师

第二章
动一动，完美身材练出来

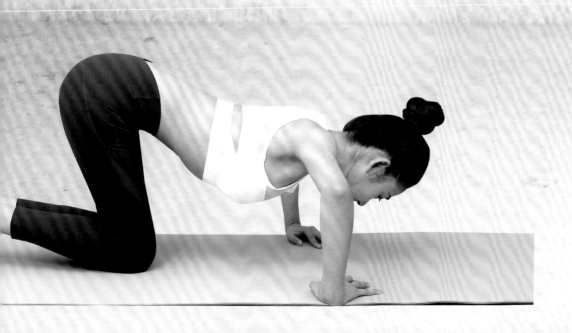

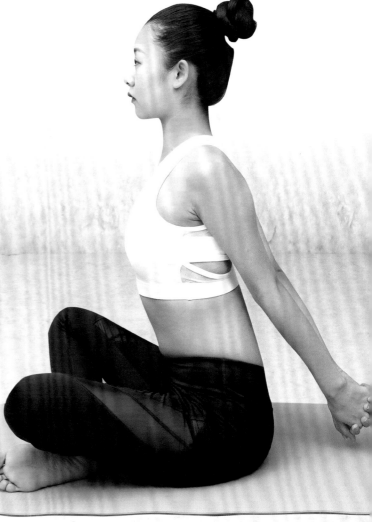

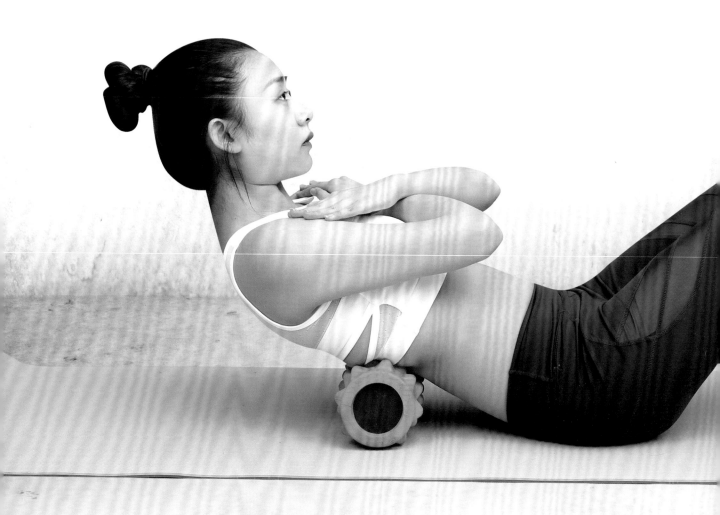

第一章

锻炼融入生活，轻松变身塑形大师

　　你是不是看了很多瘦身塑形书，可是面对着身上的肉肉依然不知道从哪儿下手？其实，瘦身塑形不应该只停留在理念上，要从生活点滴小事上入手，用零碎时间运动，让锻炼成为生活的一部分。

　　你会发现，以前经常说的没有时间锻炼是不存在的。在此基础之上，本章还就饮食及瘦身塑形的误区进行详细讲解，以免你努力运动之后也看不到瘦身的成果！

生活片段式训练，零碎时间练出好身材

不要认为减肥、塑形就是要每天专门用一段时间进行大量运动才能成功，将运动融入生活，才能快乐减肥、保证塑形成功不反弹。

一天碎片化锻炼效果更好

越来越多的女性知道健身的重要性，但每天坚持挪出一定时间去健身的人少之又少，大部分人无法坚持下去的原因就是没有那么多时间锻炼。其实，生活中的很多零碎时间都可以利用，让它们成为打造曼妙身形的重要一环。

上午

起床前：可以有意识地训练一下呼吸，以提高身体代谢。每天早醒十分钟，躺在床上不要急于坐起，做一组深呼吸，吸气时感觉到腹部的充盈，呼气时要将身体内的气息尽力呼出，如此进行 10~15 次为一组。

下午

3 点左右：拉伸上身。上午进行了一系列的工作、日常活动，很多女性在下午都会觉得疲惫、困倦，这时可进行一些拉伸上身的运动，能够有效放松身体，减轻脊柱压力。最简单的拉伸方式是伸懒腰，如果有条件，女性可以做一做拜日式、树式等拉伸上身的瑜伽运动。

晚上

睡觉前：躺在床上时也是非常好的锻炼腹部的机会。女性在入睡前，练习卷腹运动、空中蹬车运动，时间并不需要很长，每天坚持做，一段时间后，就可以轻松打造平坦小腹。

上班族女性零碎时间巧利用

每天的工作占用了大部分时间，很多上班族女性都认为平时上班忙，没有时间进行锻炼，其实并不是这样，把握好工作间歇的零碎时间，一样可以达到锻炼、塑形的目的。

善用休息时间

当工作告一段落时，利用 5~10 分钟的时间进行一些简单的肌肉力量训练，例如深蹲 1 分钟、举哑铃 2 分钟、腿部拉伸 1 分钟，这些运动都是不需要占用很长时间，就能够获得明显锻炼成效的运动，日积月累下来也累积了不少的运动量，能够帮助女性维持优美身姿。

步行上下班

上班族女性没有充裕的锻炼时间，那么可以尽可能增加每天上下班的锻炼机会，步行上下班是优选的健身、减肥方式。

早餐后步行上班，可以加快肠胃的消化和吸收，帮助代谢系统维持正常工作，从而能够保持良好的体形。下班后步行，正好可以调整劳累了一天的身体。

步行时应抬头挺胸，双臂摆动，缓解肩颈酸痛。如果家离工作单位较远，不能全程步行，不妨选择提前下车，尽可能多地走完剩余路程。

几项标准告诉你，这样运动更有效

不论是在减肥还是塑形，都不应该盲目进行锻炼，否则很可能让你努力了半天，也不能取得好成效，不妨关注以下几个方面，让日常运动更有效。

心率告诉你身体是否在减脂

心率是指心脏一分钟内跳动的次数，在进行有氧运动减肥时，不管是有氧运动，还是无氧运动，都有一个合适的心率才能达到较佳的运动效果。保持适当的运动心率对于运动效果和运动安全都很重要，如果心率过高，会对身体健康不利，而且减脂效果也不好，心率低对身体虽然没有危害，但是锻炼效果不好。那么怎么计算心率呢？

目标心率 = （200- 年龄）× （60%~80%）

60%~70% 主要用于减脂；

70%~80% 主要用于提高心肺功能。

此公式适用于平时不经常运动的普通人群。

目标心率 = （220- 年龄）× （60%~80%）

60%~70% 主要用于减脂；

70%~80% 主要用于提高心肺功能。

此公式适用于身体素质较高的经常锻炼人群。

锻炼部位的感受

在锻炼过程中，锻炼部位要感受到发热、发胀、发鼓一系列变化。发热是指所练的肌肉发热。训练前，局部肌肉和全身一样，温度是恒定的，由于锻炼中不断对这块肌肉造成刺激，促进了该部位的血液流通，从而使该肌肉充血，血是热的，因而影响到皮肤就有发热的感觉。发胀，是肌肉收缩使其起止点相互靠拢、固定不动或慢慢分开的过程。在锻炼的时候，肌肉会因为关节的活动，造成肌肉的收缩，血液会快速地流入所锻炼的肌肉上，同时也加大了肌肉纤维的张力，使肌肉变大，就会出现胀和撑开之感。发鼓，训练前后肌肉块即围径通常有 1~2 厘米的差距。

饥饿感

在运动过程中，由于运动耗能，血糖也会迅速消耗，因此多数人在运动后容易感到饥饿，但这并不能代表此时可以放开吃。

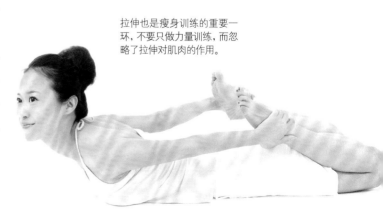

拉伸也是瘦身训练的重要一环，不要只做力量训练，而忽略了拉伸对肌肉的作用。

呼吸对了，不累也能轻松瘦身塑形

你有没有想过，每天无时无刻伴随着我们的呼吸，就是减肥的利器？这并不是信口开河。众所周知的瑜伽体系中，就有专门的调息练习过程，它通过改变呼吸来保证身体的各个经络畅通无阻，增强代谢，从而有助于瘦身塑形。

腹式呼吸让减肥更轻松

所谓腹式呼吸是靠腹部的收缩与扩张使横膈膜升起或下降，从而使空气进入或排出的呼吸方法。

在正常状态下，女性大部分采用的是"胸式呼吸"，即呼吸时胸部微微扩张、肺部的肺泡并没有充分张开，这就表现为呼吸浅且短促，不能有效锻炼体内肌肉。而腹式呼吸除了让肋骨上下运动、胸部扩张以外，还会带动膈肌运动。

在进行腹式呼吸的同时，我们控制了膈肌的上升和下降，吸气的时候胸腔会扩大，从而带动胸肌运动，

而在呼气的时候，腹肌也在帮忙用力，排出气体，这种方法可算得上是能同时锻炼胸肌和腹肌的运动了，可轻松让你的腰腹看起来更加紧实。

调呼吸，先重视膈肌

也许很多人在听到"膈肌"一词时都感觉不到它的重要性，事实上，膈肌功能影响着我们60%~80%的呼吸功能。这是因为膈肌随着我们的呼吸在一上一下地做着运动，如果膈肌不好，你的呼吸及代谢也会受到影响，进而影响身体的各大系统，甚至会引起头痛、颈肩疼痛。

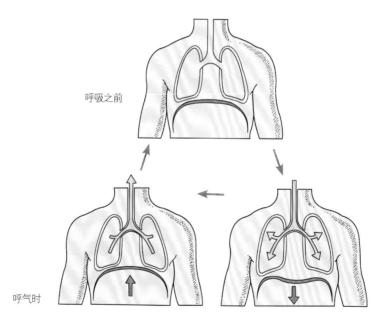

呼吸之前

呼气时   吸气时

呼吸过程中膈肌的运动

如何练习呼吸

进行腹式呼吸可以使平时无意识进行的浅、短呼吸变成较深的缓慢呼吸。由于缓慢的呼吸法可以使精神与身体得到放松,充分地补充能量,因此,它可以唤醒那些至今仍然沉睡的生命力,使身体与精神恢复活力。

有意识地呼气

腹式呼吸是需要感受气体吸满呼尽的呼吸方法,练习呼吸时要注重练习呼气,呼气时应能感觉到体内的空气完全排出。完全呼出的气息会将体内残留的负面能量与二氧化碳同时排出,这样吸气时对人体有益的能量会与氧气一起自然地被吸入。呼气还会提高副交感神经的功能,使肌肉更加放松,更容易被伸展,具有防止肌肉损伤的效果。

因此,在练习时,最好是呼气时间略长于吸气时间。

控制呼吸频率

练习过后,女性会发现自己的呼吸基本上有所放缓了,很少有快节奏的呼吸法,此时应该按照不同的练习目的,控制呼吸频率,同时注意保持好呼吸的深度。

呼吸大体上可分为两种:一种是使精神与身体得到放松时的缓慢呼吸;另一种是使精神和身体更活跃的充满活力的快速呼吸。但无论哪种呼吸都应保持呼吸的深度。

私家教练教你什么是正确的呼吸标准

大多数人的呼吸模式是紊乱的。普通人(未经过呼吸练习者)的呼吸频率约为每分钟 12~24 次,老人与儿童会相对多一些。而呼吸练习者,多能将呼吸控制在每分钟不超过 15 次,每次呼吸基本保持均匀的间隔。

但对于初学者而言,初始练习时,重点练习的目标不是要求每分钟呼吸的次数,而是应当保证每一次呼吸都要将气息吸满、呼尽,这样才能有效起到呼吸锻炼的作用。

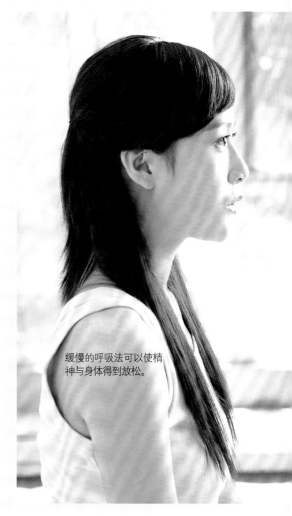

缓慢的呼吸法可以使精神与身体得到放松。

吃对，瘦身塑形事半功倍

控制饮食的前提是要保证人体所需营养的正常摄入，而不是一味地节食。单纯节食可以使体重在短期内下降，但是，长时间节食会造成热量和各种营养缺乏，机体不能维持正常新陈代谢，易出现营养不良的状况，健康状况会慢慢变差，甚至生病。

三分练七分吃

健身圈常说三分练七分吃，这是有一定道理的。说到减肥，很多女性可能第一个想法就是要加强运动了，因此可能每天都在家附近跑步、游泳。但努力半天，减肥的效果还是不好，这可能是在饮食上没有控制好。

众所周知，想要减肥就要保证消耗的热量大于摄入的热量，如果盲目运动，不管住嘴或是饮食摄入不合理，摄入的热量不能被完全代谢，身体就还会堆积脂肪。

瘦身必知的饮食结构

食物多样，谷类为主：以谷类为主的膳食模式不但可以提供充足的能量，还可以避免摄入过多的脂肪。粗粮则可以提供更多的膳食纤维和各种其他营养成分，同时饱腹感也更好。建议每天应该吃 50~100 克粗粮，如小米、玉米、荞麦、燕麦等。

足量的蔬菜和水果：《中国居民膳食指南》推荐我国成人每天吃 400~500 克蔬菜，100~200 克水果。蔬菜、水果可以给人体提供碳水化合物、膳食纤维、维生素和其他重要的营养物质。蔬菜和水果体积大而能量低，又富含人体必需的维生素和矿物质，这样既能给人饱腹感又不致摄入过多能量。

增加奶和乳制品的摄入：每天饮用 300 克牛奶或等量乳制品，可以为人体提供蛋白质、锌、核黄素和钙，钙对增强骨密度、预防高血压有帮助。

手量法定一餐食量

每个人都自带一个非常适合自己的食物称量器，这就是我们的手，它反映着不同的减肥者的不同饮食需求，巧用手，助你找到适合自己的进食比例。

一般情况下，每顿饭摄入相当于一个拳头分量的主食即可，但需要注意的是，主食应尽量避免全部摄入精米精面，应当搭配粗粮、根茎类食物，如燕麦、糙米、土豆、山药等；一顿饭摄入的优质蛋白大约是摊开一只手掌后手心的部分能容纳的分量，可以选择鸡肉、虾肉等；两手合捧的分量是一餐应摄入的蔬菜分量；1 小把是一天应摄入坚果的分量，约 8~10 个腰果、1~2 个巴旦木果即可。

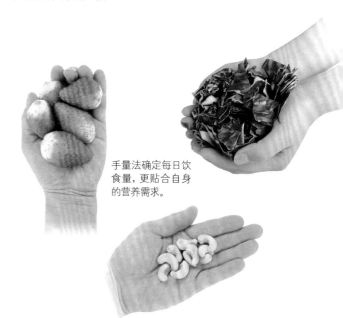

手量法确定每日饮食量，更贴合自身的营养需求。

女性每天需要约 6 276 千焦热量

要想变苗条，每天摄入的热量要少于你能燃烧的热量。大部分人如果一天摄入的热量约 6 276 千焦就可以减肥。

那约 6 276 千焦是什么概念呢？分配到三餐之中又各占多少呢？

早餐 热量为 1 255~1 465 千焦，约为 1 个鸡蛋 +1 杯牛奶 +1 个素包子的总热量

午餐 热量为 1 360~2 718 千焦，约为 1 碗米饭 +1 分炒青菜 +1 份青菜炒肉的总热量

晚餐 热量不超过 2 093 千焦，约为 1 根玉米 +1 份鸡肉沙拉的总热量

不用光 "吃草" 也能轻松瘦身

对于 "肉食主义" 者来说，没有肉怎么能行？减肥期间也不是以全素为主，在食谱中加入肉类或者海鲜，不仅营养均衡，荤素搭配，还能使口味更加丰富。

鸡肉、海鲜等白肉脂肪含量较少，更适合减肥时期食用。

但是在肉类的选择上，一般多选择鸡肉及海鲜等白肉和牛肉，这些肉的脂肪含量较少、蛋白质含量高，在吃肉之余，保持健康，不会增重。

不只要控制热量，还要避免高 GI 食物

GI（Glycemic Index）是指人在食用某种食物后，血糖上升时糖分吸收的速度。如果摄入高 GI 食物，体内血糖会急速上升，这会促进胰岛素迅速分泌，容易使人体出现低血糖情况，还会使人食欲增加，更加容易感到饥饿，这将导致食量无法控制，很容易导致瘦身失败。

GI 值	类型	饱腹感	代表食物
GI<55	低血糖生成指数食物	食用后不易饥饿	糙米、菠菜
55<GI<75	中等血糖生成指数食物	饥饿速度适中	玉米、荞麦面
GI>75	高血糖生成指数食物	容易饥饿	土豆、白米饭

6 点后禁食，为消耗脂肪留出时间

真正想减肥的人，在晚上 6 点以后就不要再进食了，连水果也不要吃。真的饿了就吃少量的黄瓜。这是因为 6 点以后吃饭，所摄入的热量没有时间被身体全部代谢掉，那么多余的热量就会转化成脂肪，囤积在身体中。

瘦身餐

一日三餐饮食参考

吃对一日三餐，既能避免挨饿，还能避免摄入过多热量，同时又能补充充足的营养素，让瘦身变得更加顺其自然。

» 早饭：

牛奶梨片粥 1 碗 + 煮鸡蛋 1 个 + 苹果半个。

» 中饭：

芹菜牛肉丝 1 份 + 菠菜蛋花汤 1 碗 + 米饭 1 碗。

» 晚饭：

豌豆炒鱼丁 1 份 + 绿豆汤 1 碗 + 米饭 1 碗。

10 种食物
实现吃得饱不长胖

　　在减肥塑形期间，控制热量摄入是非常关键的一步，因为在保证吃饱、补充充足的营养素的前提下，尽量降低每日所摄入的热量，使其小于每日消耗的热量，才能保证瘦身。

　　那么选对食材就显得尤为重要，选择低热量的食材，既能保证吃饱，充分获取营养素，也能避免为了保证热量守恒减少饮食量降低身体基础代谢。

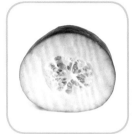

1. 冬瓜　热量：43 千焦 /100 克

冬瓜所含的丙醇二酸，能有效抑制糖类转化为脂肪，加之冬瓜本身热量低，脂肪含量又极少，所以吃到饱也不会变胖。

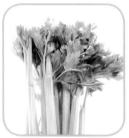

2. 芹菜　热量：93 千焦 /100 克

芹菜含有丰富的钙、钾和膳食纤维，有润肠通便、降血压和血糖等功效。芹菜叶中的胡萝卜素含量比茎多，食用时不要丢弃芹菜叶。

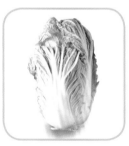

3. 白菜　热量：82 千焦 /100 克

白菜是最为常见的蔬菜之一，热量和脂肪含量都极低，白菜含有丰富的膳食纤维，能起到润肠、排毒的作用，是减肥佳品。

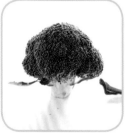

4. 西蓝花　热量：111 千焦 /100 克

西蓝花含有丰富的膳食纤维，易使人产生饱腹感，有助于减少食量，控制体重。

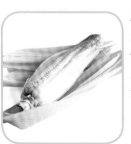

5. 玉米 (鲜)　热量：469 千焦 /100 克

玉米中含有的镁可加强肠壁蠕动，促进机体废物的排泄。食用后可降低饥饿感，而且其热量较低，适合减肥期间作为主食食用。

6. 燕麦　热量：1 433 千焦 /100 克

燕麦中膳食纤维含量高，饱腹感强，热量低，且可延长食物在胃里滞留时间，有助于控制进食次数，有减肥效果。

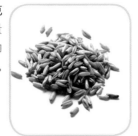

7. 土豆　热量：343 千焦 /100 克

土豆只含 0.1% 的脂肪，用土豆代替一部分主食，可以减少脂肪摄入，有助于消耗体内堆积的脂肪。

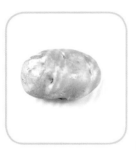

8. 鸡肉　热量：444 千焦 /100 克

鸡肉是蛋白质的良好来源，并且富含维生素及矿物质，其含有较多的不饱和脂肪酸能够降低对人体健康不利的低密度脂蛋白胆固醇，注意吃鸡肉时不吃皮和内脏，不易引起肥胖。

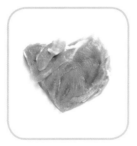

9. 豆浆　热量：128 千焦 /100 克

豆浆热量低而且优质蛋白含量高，能够保证瘦身塑形期间的营养均衡，且其所含有的丰富的不饱和脂肪酸，能促进质代谢、使皮下脂肪不易堆积。

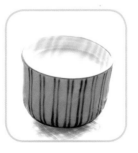

10. 草莓　热量：134 千焦 /100 克

草莓中的热量、碳水化合物数值都较低，且含有维生素 C 较多，适宜减肥期间食用。

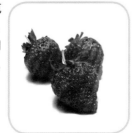

小习惯让你吃不胖

吃了就长肉，很多时候不是因为我们吃得多，而是因为饮食习惯不当。

» **不宜喝甜味饮料**：少喝甜味及酒精性的饮料，口渴的时候最好是喝水或茶，果汁和酒精虽然不含脂肪，但是热量都很高，还是少喝为妙！

» **睡前 3 小时不要吃任何东西**：睡觉时消耗的热量是非常低的，如果你睡前吃了很多的东西，那么消耗不了的热量就会转化为脂肪。

» **边吃边看电视**：吃饭时看电视，不仅影响消化，还会不知不觉增加了进食量，导致营养过剩。

！ 小心越减越肥

除了选择低热量食物外，食物的烹调方法也与减肥有关。例如一份蒸土豆与一份炸薯条的热量就相差很远。因此，应尽量避免煎炸的烹饪方式，以减少油脂的摄入量，预防脂肪积聚。如果需要外出就餐，且无法避免食用煎炸食物，可用米饭或汤将多余的油脂蘸去再食用。

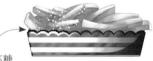

远离高油高糖的烹调方法

注意烹调方法

在选择低热量食物的同时，也应选择蒸、煮等简单的烹调方式，避免摄入过多的油脂。

打造完美身材应避免走的那些弯路

很多女性都想拥有一个完美的身材，于是就去跑步、节制饮食！但是，很多女性并不知道，自己所理解的减肥和真正的瘦身塑形是有区别的，下面就来了解一下那些瘦身塑形过程中容易走的弯路，让你的努力不被"瘦身误区"辜负。

一味追求减轻体重

看到体重秤上的数值逐渐减小，是不是令减肥女性开心不已呢？其实，体重减轻不代表减肥成功了，千万不要陷入这个减肥误区。

体重是肌肉、脂肪、骨骼和体内水分等重量的总和，其中除了骨骼重量几乎不变外，其他三种的变化对体重有着很大的影响。在进行不合理的减肥后，如过度节食，身体中的水分和肌肉大量流失，也会造成体重减轻的假象。

提高基础代谢就能成功减肥不反弹

减肥时，经常会听到"基础代谢"这个词，所谓基础代谢就是指一个人一天中，没有进行特别运动，为了维持生命而进行的一系列无意识活动所消耗的能量，如内脏的运作、行走时肌肉的耗能，这些耗能的总和就是基础代谢。

运动 30 分钟左右身体消耗脂肪的供能比例达到最高效。

因此，有一个观点是，提高基础代谢后，在保持饮食不改变的前提下，能够更多地消耗体内堆积的脂肪，以此达到减肥的目的。

但其实这过度夸大了基础代谢的作用，因为只凭借提高基础代谢，瘦身效果一般或不易持久减重。虽然有些人出现了体重减轻、身材苗条，其根本原因也不是仅靠提高基础代谢实现的。这是因为基础代谢量主要是由肌肉消耗能量和内脏消耗能量构成的，内脏的控制较难实现，更多的是通过增强肌肉运动来增强基础代谢的，而在锻炼肌肉的时候，我们的人体已经在消耗能量了，自然就会出现减重的情况，但是一旦我们不能保证如此高强度的运动，很可能会反弹。

减肥就要运动 40 分钟以上

"运动 40 分钟以上脂肪才开始消耗"已经逐渐被人们所认可，甚至有些减肥者认为运动一小时，前半小时流的是汗，后半小时消耗的才是脂肪。

但其实并不是这样的，在运动开始后，体内就开始分解糖原，约 2 分钟后，开始消耗脂肪为身体供能，虽然前期消耗脂肪没有分解糖原速度快、供能多，但并不是说前期运动就没有减脂的作用，只不过是人体在运动到 30 分钟左右，身体消耗脂肪用以供能的比例达到最高效而已。所以，"运动 40 分钟以上脂肪才开始消耗"，这种说法不准确、不全面。

保持情绪低落少吃饭

有很多女性有过因为心情不好，导致食欲不振，进而出现体重减轻的经历。但不能因此就认为，低落、难过等负面情绪是让自己瘦下去的好途径。

情绪对减肥是有影响的，但是不能为了少摄入热量就盲目追求所谓的负面情绪减肥法。因为在负面情绪状态下，人体内激素环境被破坏，此时肌肉能力下降、焦虑抑郁，对整个瘦身塑形造成很大的负面影响。

经研究表明，在积极情绪下，人的肌肉往往更放松、运动能力更好。这种状态下锻炼往往更有效，注意力更容易集中，更不容易受伤。而且，保持积极情绪，人们总会更自律，自觉执行自己的饮食和健身计划。

代餐饼干热量低，吃了能减肥

有人说代餐饼干能够减肥，一是因为大多代餐饼干都具有高膳食纤维、低热量、易饱腹的特点。二是因为代餐饼干容易定量，每吃一包饼干都明明白白地知道自己摄入了多少能量，可以准确地控制能量的摄入，因而能起到减肥的作用，达到减肥的目的。

但代餐饼干的主要成分依然是碳水化合物、油脂、蛋白质等营养素，它只能起到一段时间内控制摄入的目的，但长期以此代替正餐，会导致营养失衡，一旦恢复正常饮食，就很容易引起反弹，导致减肥失败。

不吃早餐会瘦

早上可能是大家最不容易感觉到饿的时候，稍微多睡一会儿就过去了，所以当开始控制饮食时，很多人最先选择的就是不吃早餐。部分正在瘦身的人还会认为，早餐营养太过于丰盛，吃了更容易胖。然而，事实上是，不吃早餐是导致肥胖的重要原因之一。

营养学家研究了人体代谢特点发现，早餐是每个人一天中最不容易转变成脂肪的一餐，而且早餐摄取的营养需要满足一天的能量需求，如果不吃早餐，只会令中午的饥饿感提前到来，并且令午餐吃得更多。这样一来，胃口变大，导致总觉得饿，吃得更多，结果更多的热量转化成脂肪储存在体内。

科学的早餐应该是低热量且营养全面均衡的，而且可以适当提高蛋白质的摄入，如一个水煮蛋或者一份煎海鱼等，可满足人体一天的蛋白质需求量，而且可使午餐少吃。

一般情况下，早餐还要摄入足够的谷物，主食的量宜在150~200克，一个红薯或者一碗杂粮粥，或者小半碗糙米饭就能满足。再搭配凉拌藕片、素炒茼蒿等蔬菜，以及一杯牛奶或豆浆的蛋白质，基本上可以提供支撑人体一上午活动的热量。

早餐吃一碗红豆冬瓜粥，既补充了足量的碳水化合物，也补充了足量的膳食纤维。

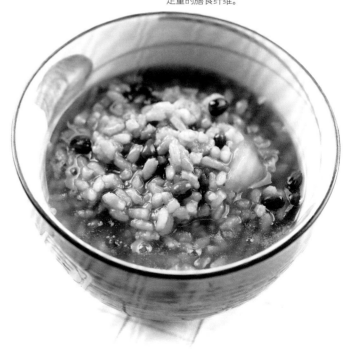

戒断晚饭减肥法

很多人都会选择通过一天减少一餐来减肥，一般以不吃晚饭为主，然而这种方法并不可取。如果贸然戒断晚饭，会造成生理机制的紊乱，使得人体抵抗力下降，容易引发疾病。此外，长期不吃晚饭还容易使减肥者患上胃病。

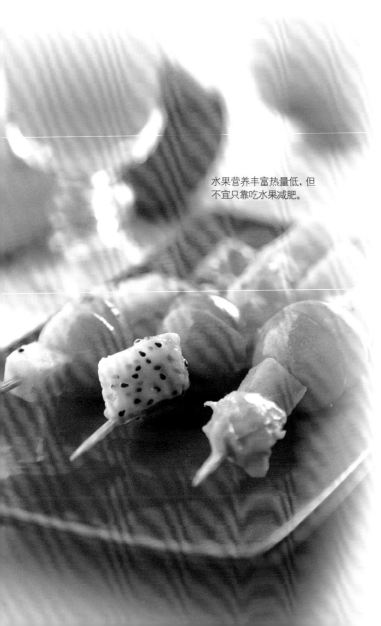

水果营养丰富热量低，但不宜只靠吃水果减肥。

盲目相信水果减肥法

相信很多女性都通过每日只摄入水果，保持每日摄入较低热量的方式来减肥。但其实这种减肥方式并不可取，因为水果减肥法要求只吃水果，是一种变相的节食减肥方式，不仅不利于坚持，也无法给身体提供均衡的营养，长此以往还会有害健康。

另外，水果中普遍含有大量的钾，钾摄入过多，易导致体内水分大量流失，会造成体重急速下降的假象。

也有些减肥的女性喜欢在晚上吃水果，以此代替晚餐，但水果中的水分较多，饱腹感不强，吃过水果后依然容易感觉到饥饿，如果此时再进食，很容易导致减肥失败。

不吃碳水化合物减肥法

不吃主食减肥法在短期内对减肥非常有效，这是因为降低了每日碳水化合物的摄入量，机体为了维持日常活动，在补充碳水化合物不足的情况下，会消耗脂肪和蛋白质，以此达到体重减轻的目的。但是，此方法极易出现反弹，且对身体有不良影响。

另外，碳水化合物为大脑供能，维持神经系统、心肌功能运动，如果碳水化合物摄入不足，就去进行运动健身，非常容易出现晕倒、眼睛发黑、摔倒、心律失常等问题。

碳水化合物是人每日摄取能量的主要组成部分，如果盲目减低碳水化合物的摄入，不仅会造成记忆力减退、脾气暴躁，还会出现大量脱发、月经推迟等情况。

盲目相信减肥茶、减肥药广告

"一个月可减20斤""每天一粒，轻松瘦身"……如今一些减肥产品宣传的功效吹得天花乱坠。而不少一味追求"骨感美"的女性为了拥有纤细的身材，抱着"宁可信其有"的态度一次又一次尝试，到头来，换来的只是一次又一次失望。不是减肥效果不明显，就是当时体重有所减轻，但是一旦停药立即反弹。更有甚者，长期服用减肥药、减肥茶损害了脾胃，导致身体机能紊乱，严重影响了身心健康。

市面上减肥产品琳琅满目，究其根源，起减肥作用的主要有三种成分：利尿剂、泻药和膨胀剂，这些成分对我们的身体都不利。而且，吃减肥药、喝减肥茶，减的是水分，而不是脂肪。一旦停药或停止喝减肥茶后，容易出现严重的便秘现象，为反弹打下了"坚实"的基础。大多数的减肥药和减肥茶，都是类似的原理，而且容易形成依赖。

吃辛辣食物可瘦身消脂

当今社会上正流行吃"辣"风，"火锅店"及"麻辣烫"纷纷兴起，不少人什么菜都佐以辣椒，认为辣椒开胃，甚至到了"无辣不成席"的地步，还有人说"吃辣可以减肥、美容、祛寒、除湿"。还有报道称辣椒含有辣椒素，可以促进神经传导物质和肾上腺素分泌，可通过发汗、燃烧脂肪，起到减肥作用。

辣椒能使皮肤发红、发热、加速血液循环，起到加快代谢作用，但所谓"辣椒减肥"，尚无科学依据，而且这种燃烧脂肪的效果无法持久，自然达不到减肥功效。另外，多吃辛辣食物反而对胃肠道功能有影响，还会增加对胃黏膜的刺激，容易引起胃出血。而且吃太多刺激性食物会令皮肤变得粗糙，容易长暗疮，绝对会得不偿失。

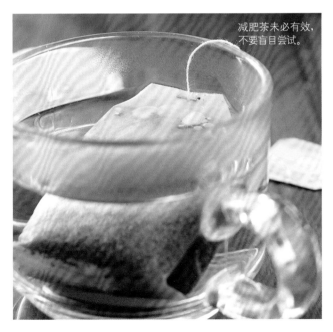

减肥茶未必有效，不要盲目尝试。

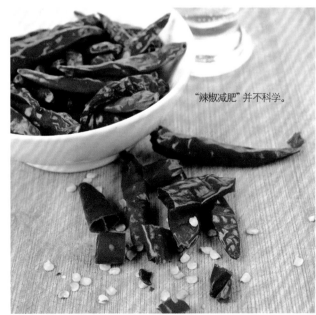

"辣椒减肥"并不科学。

一定要避免的塑形误区

减肥塑形不能同时进行

如果很长时间都没有锻炼过，那么在营养合理的前提下，通过加强力量训练来减肥，减肥者会在减脂的同时感受到肌肉经过锻炼后的紧实感。这时，保证饮食中的碳水化合物、脂肪和蛋白质合理均衡摄入，你的身体就可以同时实现减肥、塑形这两个看起来不能兼顾的目标。

练力量可以局部减脂

想练成平坦腹部就多做仰卧起坐，想纤细上臂就多做推举动作。这是很多人普遍认同的观点，但只锻炼局部并不一定能让局部减脂、变得更好看。例如，多做仰卧起坐、卷腹运动锻炼腹部肌肉，并不一定能让你的肚子平坦，因为你的皮下脂肪还在。脂肪将腹肌盖住，大量进行锻炼腹肌的运动，发达的腹肌会将腹部脂肪向外推，使肚子显得更大。

当然，并不是说塑形的过程中不能进行局部练习力量，局部做力量练习时所消耗的热量还是有益于减少体内脂肪，凸显出身体线条的，只不过它并不能实现"动哪里减哪里"的精准定位。

塑形必然肌肉发达

有很多女性担心通过运动训练进行塑形，会使自己变成"肌肉女"，其实这种担心完全没有必要。

在开始运动的初期，因为肌肉的血液循环增强，会出现肌肉增长的情况，但这种情况不会一直持续下去。而且，女性在长肌肉这件事上就没有男性那么"有天赋"，较难能持续不断地增长。所以，开始锻炼的女性不用担心自己的肌肉疯长。

塑形效果立竿见影

每个人都想要在健身运动后，就能立刻看到效果，这是一个很大的误区，真正的健身运动效果至少需要一个月的时间才能真正看到，短时间内的效果只是暂时的。因此，在健身过程中，坚持是最为重要的，如果觉得无法坚持到底，可以细化健身计划，将每个触手可及的小目标都列出来，再为自己找一个一起健身的伙伴吧。

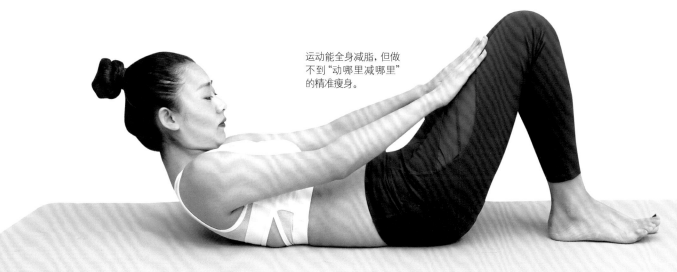

运动能全身减脂，但做不到"动哪里减哪里"的精准瘦身。

高强度运动能快速瘦身

一些减肥者一旦下定决心减肥,就迅速投入到高强度的运动中,希望能最大限度地消耗体内脂肪。大量高强度运动也一度被称为肥胖的"头号杀手"。

但其实,运动开始阶段身体会先消耗体内的葡萄糖,然后才开始消耗脂肪。运动强度太大,会导致身体还没调动脂肪燃烧就精疲力竭了,根本达不到减肥目的,反而只会使肌肉增长,心脏负荷加重,产生长时间的不适感。

真正效果显著的减肥运动通常有以下几个特点:强度小、时间长、运动过后仍然可以呼吸自如、疲劳很快能得到缓解。如坚持 30~40 分钟的慢跑、疾走,做到这几点,有助于消耗更多的热量,达到减肥目的。

流汗越多瘦得越快

在健身房或者户外锻炼时,你一滴汗也没出,而你的同伴却汗流浃背,你是否为此感到焦虑、沮丧呢?其实,大可不必担忧。科学研究证明,流汗消耗的是水、盐分和矿物质,而不是脂肪。锻炼时出不出汗,与是否消耗脂肪没有关系。所以即使进行剧烈运动时出现汗流浃背的情况,其消脂效果也未必与之成正比。如果想通过运动达到瘦身效果的话,不要再一味追求大汗淋漓,保证做运动时强度适中(即身体在运动的过程中保持微出汗的状态)、运动时间充足,至少应为30 分钟即可。

有氧运动是"圣经"

这个话题需要科普一下,在很多人看来,减肥就是要做有氧运动。这个观点没错,因为从科学的角度来说,有氧运动可以有效燃烧体内的脂肪,达到减肥的目的,但有氧运动需要持续运动 25 分钟以后脂肪才开始持续地燃烧,燃脂的效率相对较低。

那么,要怎样有效地提高有氧运动的燃脂效率呢?实际上还是要和无氧运动相结合。我们平时所做的有氧运动只能起到一些提高心肺功能的作用,为合理的运动打下良好的基础,但是要想有好身材,我们还要把抗阻力训练做起来,结合有氧运动,脂肪燃烧的效率才会更高。

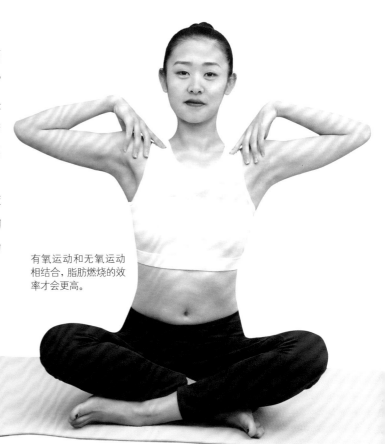

有氧运动和无氧运动相结合,脂肪燃烧的效率才会更高。

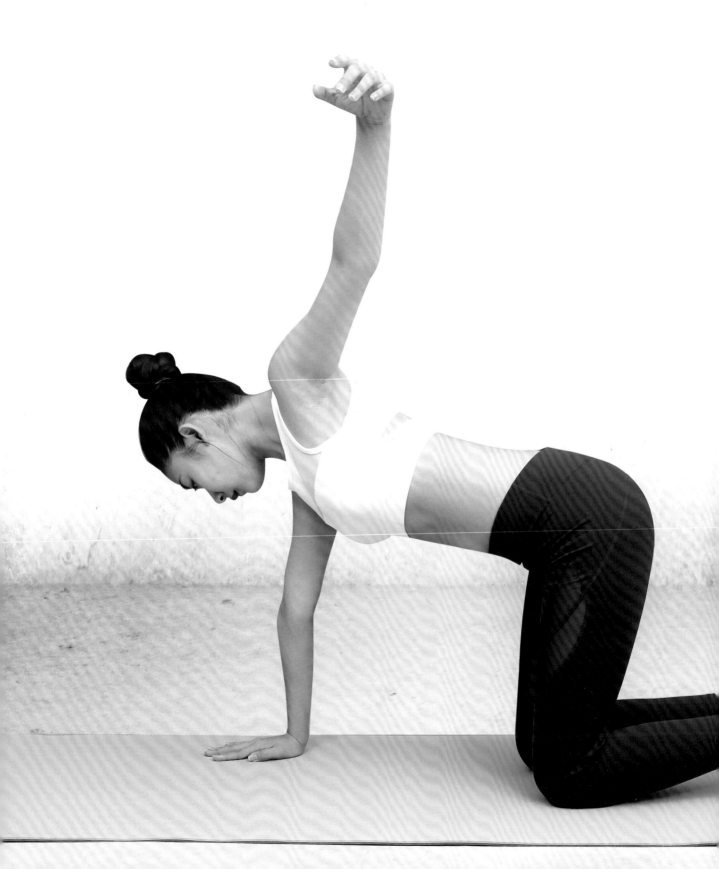

第二章
动一动，完美身材练出来

　　塑造好身材不是通过盲目节食、运动就能实现的！了解你的身体，才是轻松实现瘦身塑形目标的基础。

　　本章针对不同塑形需求，对胸部、腰腹部、肩背部、臀部、颈部、手臂、双腿进行一一详解，为读者呈现各部位塑形的具体原理、方案，更有结合日常生活小细节的塑形习惯培养，用以搭配塑形瑜伽运动，让塑形效果更显著。

美胸：紧致胸部，挺拔不下垂

拥有一对丰满美丽的乳房，是女性健美的重要标志。国际公认的半球形乳房是最美的，那么怎么打造半球形的美丽胸部呢？

拉伸肌肉塑胸部

拉伸胸大肌，使胸部线条更有形。

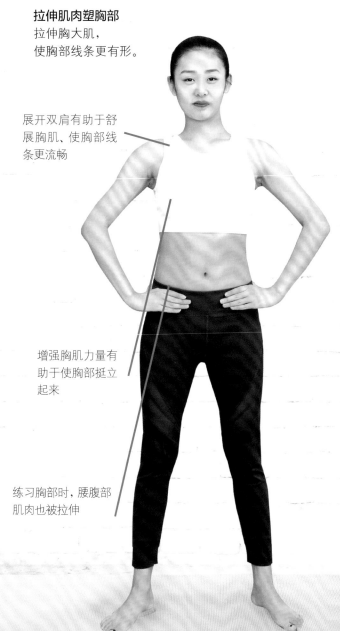

展开双肩有助于舒展胸肌、使胸部线条更流畅

增强胸肌力量有助于使胸部挺立起来

练习胸部时，腰腹部肌肉也被拉伸

胸部塑形原理

乳房位于胸大肌的浅筋膜中，上、下缘分别与第二肋骨、第六肋骨齐平，主要由结缔组织、脂肪组织、乳腺、大量血管和神经等组织构成，其作用及塑形方法如下：

乳腺组织：成年女性乳腺组织由15~20个乳腺叶组成，乳腺叶由许多乳腺小叶构成，乳腺小叶里有很多腺泡。适度的推拿按摩可以保护乳腺健康。

脂肪组织：脂肪组织包裹整个乳腺组织(乳晕除外)，脂肪组织层厚则乳房大，反之则小。想要拥有好看的胸型，控制乳房内的脂肪的含量是关键，这需要合理安排饮食及运动。

结缔组织：连接胸部浅筋和胸肌筋膜的纤维束，起支撑和固定乳房的作用。

血管、淋巴管和神经：血管和淋巴管的主要功能是供给养分和排除废物。神经与乳房皮肤的感觉器相连，感知外界刺激。

胸部塑形方案

想拥有美丽的胸型并不难，规范生活方式、注意日常护理、饮食调节、定期按摩，很轻松就能做到。

生活方式规范配合饮食调节

要让胸部丰满有形，需要脂肪和蛋白质，如果为了减肥而只吃蔬菜的话，是实现不了美胸愿望的。

生活习惯也应调节，选择一款承托良好、罩杯合适的内衣，以不压迫乳房内组织为宜。在淋浴时用冷热水交替的方式，刺激乳房部位血液循环，以达到丰胸的效果。

私家教练解析问题胸型塑形

　　胸部不是大就好看，还有很多问题影响着胸部的美观，如乳房下垂、外扩等，需要爱美女性通过按摩、锻炼等方法去改善。

鸟嘴型

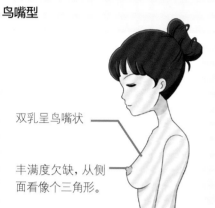

双乳呈鸟嘴状

丰满度欠缺，从侧面看像个三角形。

导致原因：主要是不良的生活方式导致胸部脂肪组织分布于乳房下部。

解决方案：增加肌肉含量托起下围胸部，注意日常行走坐姿。

下垂型

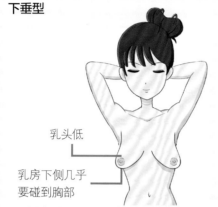

乳头低

乳房下侧几乎要碰到胸部

导致原因：多是因为胸部皮下脂肪组织急速减少、缺乏保养引起的。

解决方案：加强胸部上围的练习，配合营养及按摩，可以逐渐改善乳房下垂。

外扩型

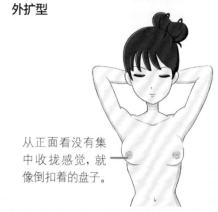

从正面看没有集中收拢感觉，就像倒扣着的盘子。

导致原因：多由于胸部血液循环不畅，黄体酮分泌不足导致的。

解决方案：多按摩促进血液循环，通过夹胸体式练习胸大肌。

大小不一型

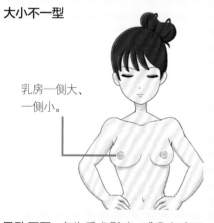

乳房一侧大、一侧小。

导致原因：多为手术影响、哺乳方式不当造成的。

解决方案：增加乳房较小那侧的肌肉锻炼和按摩，同时应注意睡觉姿势。

扁平型

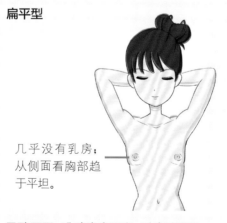

几乎没有乳房；从侧面看胸部趋于平坦。

导致原因：乳腺发育不良、过瘦等原因。

解决方案：进行整个胸部肌肉的练习。

私家教练带你认识美丽胸部

美丽胸部4要素

1 在不穿内衣的情况下，乳头的高度在上臂中点的水平线上。

2 乳房成半球形，富有弹性。

3 胸骨上缘中点到两侧乳头的距离与两乳头间距形成等边三角形。

4 乳头挺立，乳头乳晕成淡粉色。

零受伤

掌握按摩手法，丰胸零受伤

按摩手法可以刺激胸部组织，让乳房长大，也可以促进乳房紧致，不下垂，但在按摩乳房的过程中，女性一定要注意以下几点，以免损伤乳房内的乳腺、输乳管等组织。

» **力度适中**：在提拉按压乳房的时候都应注意力度，不要大力揉捏乳房，以防伤害乳房组织，引起增生，也不宜力度过轻，否则按摩起不到作用。

» **酌情使用按摩产品**：按摩时应先在皮肤表面涂抹一层液体或膏剂，可减少皮肤间的摩擦阻力，避免损伤引起的皮肤破损疼痛。

做对生活小细节，拥有傲人挺拔胸型

　　胸部永远是女性身体的焦点，因为胸部有体现女性优美曲线的乳房。女性凹凸有致的柔美身姿很大程度上有赖于胸部的高峰，服装设计师针对这个特殊部位精心设计的一款款时装更为女性的妩媚增添了很多风采。健美的乳房给女性带来了美丽，可是扁平的乳房和乳房的疾患却给女性带来烦恼和痛苦。下面就为爱美女性列举几点需要注意的美胸生活细节，助你打造优美胸形。

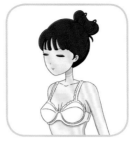

1. 选择穿戴合适的胸罩
合适的胸罩是塑造健康美丽乳房必不可少的条件之一。不合适的胸罩除了会给女性造成胸部的不适外，还会影响乳房发育。女性在选择胸罩时应该以穿着舒服为首要条件，这样也有利于胸部的发育和塑形。

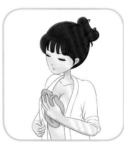

2. 睡前热敷按摩
每晚临睡前用热毛巾敷两侧乳房 3~5 分钟，用手掌部按摩乳房周围，从外侧向内侧，按摩 20~50 次。每天进行，坚持按摩两三个月，可促进乳房隆起约两三厘米。

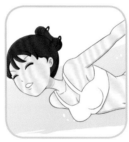

3. 锻炼身体
参加体育锻炼是丰胸的良方，如游泳、瑜伽等，有意去练习胸部肌肉，使胸大肌发达，能有效促进乳房丰满。

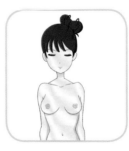

4. 端正的姿势
无论是端正的坐姿，还是良好的站姿，都可以使胸部的曲线优美。比如挺起胸脯走路不仅可以预防驼背的形成，还有助于塑造优美的胸部曲线。

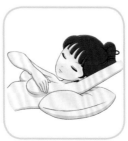

5. 避免压迫乳房
女性在休息时，应该采取不会压迫乳房的平躺姿势，避免长时间趴卧、侧卧睡姿，这样更有利于胸部线条的形成。

6. 补充高蛋白食物
要让乳房更丰满所需要摄入的是蛋白质。含有丰富蛋白质的食材有牛肉、猪肉、鸡肉，吃鸡肉时并不是一定要选炸鸡块，因为鸡块炸过后热量会提高，优选的食材是鸡胸肉，并且采取健康的烹饪方式。

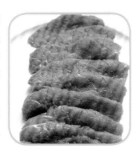

7. 补充胶原蛋白
乳房健美的标志，是光洁度好，弹性佳，为此应摄取足够的胶原蛋白以滋养乳房。含胶原蛋白的食品主要有肉皮、猪蹄、牛蹄、牛蹄筋、鸡翅等。

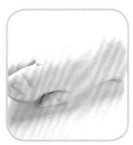

8. 补充促进代谢的食物
促进新陈代谢也是美胸的重点。配合按摩、泡澡及运动、合理饮食以促进新陈代谢。能促进新陈代谢的食材多是根茎类的蔬菜，像红萝卜、洋葱、大蒜、莲藕及牛蒡等。

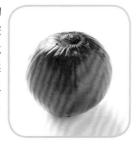

9. 适量补充脂肪
乳房组织中脂肪较多，是一个贮藏脂肪的仓库。因此，为了乳房发育，应适当食用一些含脂肪丰富的食品，如肉类、坚果类等。

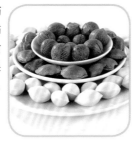

10. 补充大豆异黄酮
大豆异黄酮的作用与雌激素类似，可以促进乳房发育，适当多吃大豆制品，比如豆腐、豆浆等，将会对乳房健康十分有益。

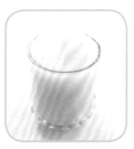

有助于塑造美丽胸型的食物
乳房是定义女性形体美很重要的一个因素，想要拥有美丽乳房并不困难，吃对食物，能轻松让女性乳房变得更有形。

»**核桃**：核桃含有大量维生素E，可使女性的乳房组织更富有弹性，预防乳房下垂，而且有缓解疲劳和压力的作用，适合女性食用。

»**圆白菜**：圆白菜中含有一种特殊物质，能促进雌激素的分泌，并令其在血液中的浓度提高。特别是与大豆食品一同食用，可丰胸美乳，而且热量又很低，还可以减肥。

！运动时应戴运动胸罩
虽然有些运动（如瑜伽等）不穿胸罩做效果更佳，但进行蹦跳运动时要戴上运动胸罩，以保护胸部。比如女生们常选择的跳绳，这种上下蹦跳的运动，如果不戴胸罩很可能会引发胸部下垂、外扩，不仅看起来胸部很宽还不美观，严重的可能出现胸部肿块。而跳健身操、舞蹈这些需要大量肢体运动的项目，更需要穿戴专门的运动胸罩，既保护胸部又不会引起呼吸困难。

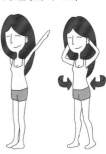

不宜穿过紧的内衣
不要穿紧身的文胸，选择松紧适合的棉质文胸，有助于保持乳房的血液循环顺畅。

自我拉伸运动，
改善体态从放松开始

在进行胸部锻炼之前，需要充分地自我拉伸，活动开胸部筋膜、肌肉，这样不仅能够保证锻炼效果，还能预防受伤。

这样做，效果更明显

• 尽力上抬：手臂尽力上抬，增加手臂移动幅度，可以更好地拉伸胸部肌肉，让胸部更好地进入状态。

• 动作规范：根据右图指示尽量规范动作，才能使胸部筋膜、肌肉达到较佳状态，保证锻炼效果良好。

搭配训练

• 自我拉伸 + 穴位按摩：每日随时随地进行，每次进行 5~10 分钟。

> **！ 细节**
> **做对不易受伤**
>
> 挺胸：在进行此组自我拉伸动作时，要保持挺胸，但不要过度夹肩膀，否则不仅起不到锻炼胸部的作用，还会在没有充分热身的情况下，拉伤腰侧。

锻炼部位：胸部整体肌群

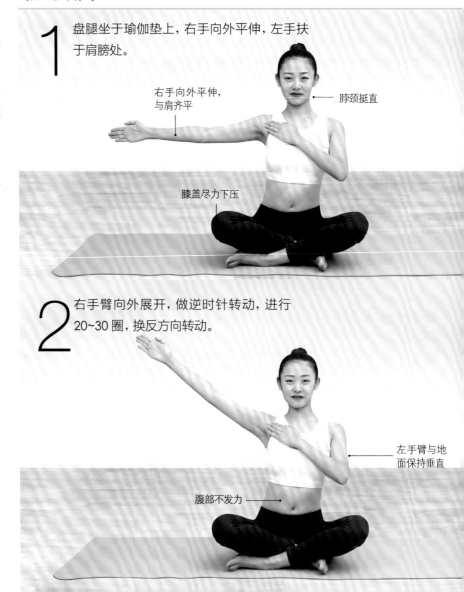

1 盘腿坐于瑜伽垫上，右手向外平伸，左手扶于肩膀处。

右手向外平伸，与肩齐平

脖颈挺直

膝盖尽力下压

2 右手臂向外展开，做逆时针转动，进行 20~30 圈，换反方向转动。

左手臂与地面保持垂直

腹部不发力

3 换另一侧手臂进行。

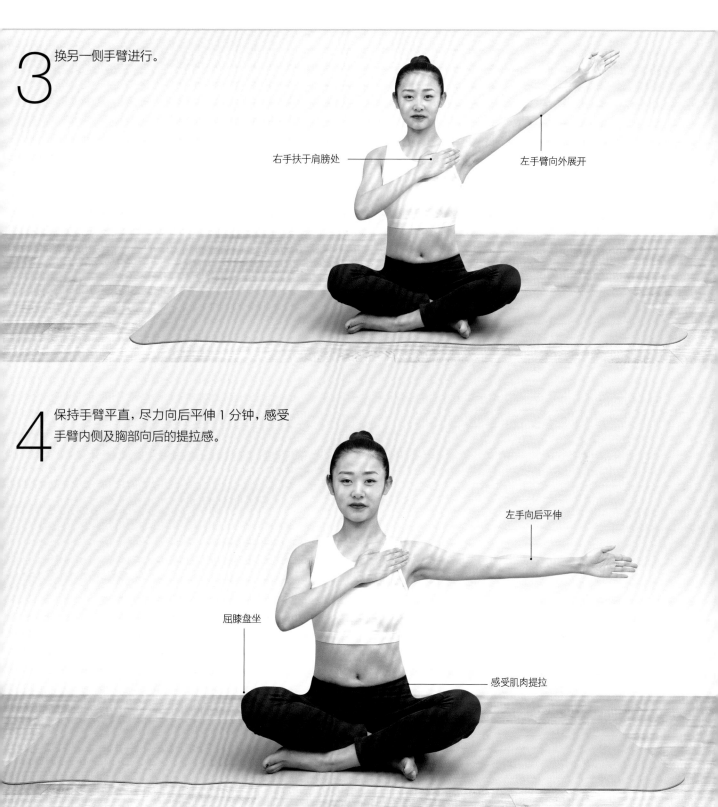

右手扶于肩膀处

左手臂向外展开

4 保持手臂平直，尽力向后平伸 1 分钟，感受
手臂内侧及胸部向后的提拉感。

左手向后平伸

屈膝盘坐

感受肌肉提拉

按摩穴位，
胸部自然挺

　　人体有许多穴位，通过按摩特定穴位，可以起到不同的作用，想要丰胸也可以通过按摩特定穴位来实现，如膻中穴、乳根穴、腋下极泉穴等，简单地点按、推揉，就可以起到丰胸的作用。

这样做，效果更明显

• 每天按揉：通过穴位按摩丰胸并不能做到立竿见影，只有每天坚持按揉，才能起到效果。可以每天晚上睡前进行按摩。

• 找准穴位：找准穴位是有效按摩的前提，穴位的分布是有规律的，一般位于凹陷处，先找准膻中穴、乳根穴、极泉穴等穴位，再进行按摩。

• 注重细节：不同的穴位需要按摩的时间和频次不同，应根据具体情况，保质保量完成。

**！　细节
做对不易受伤**

用指关节按压：用指关节按压穴位，力度刚好，同时也避免了用指肚按摩时指甲抠伤皮肤。

锻炼部位：丰胸穴位

1 盘腿坐于瑜伽垫或床上，用手指找到两乳头连接线中点的膻中穴，用指腹或拇指的指关节点按膻中穴 2 分钟。

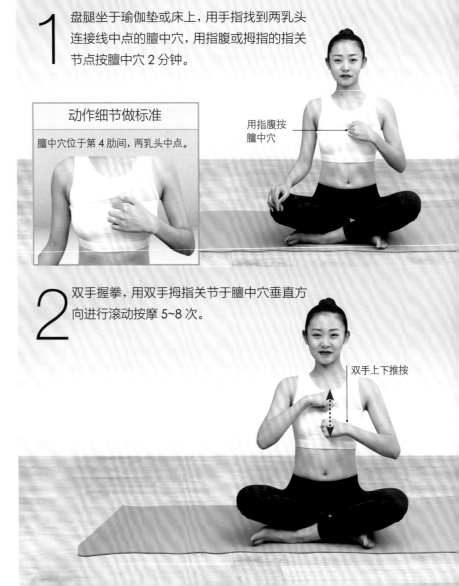

动作细节做标准

膻中穴位于第 4 肋间，两乳头中点。

用指腹按膻中穴

2 双手握拳，用双手拇指关节于膻中穴垂直方向进行滚动按摩 5~8 次。

双手上下推按

3 找到乳根穴，即乳头正下，乳房根部，即第 5 肋间隙，用双手食指进行画圈按揉 5 次。

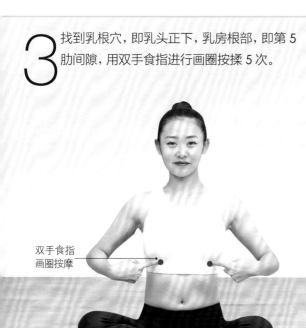

双手食指
画圈按摩

4 屈起手肘，使大臂与肩膀平直，找到极泉穴，即腋窝正中，有动脉搏动处进行画圈按揉 2 分钟。

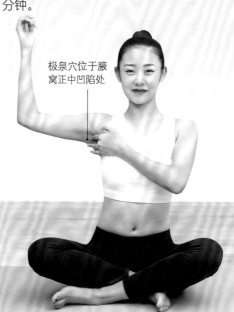

极泉穴位于腋窝正中凹陷处

5 双手扶在乳房根部旁，沿肋骨方向，推向期门方向。

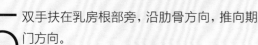
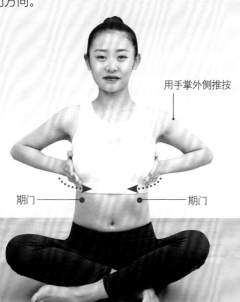

用手掌外侧推按

期门　　　　　期门

6 找到期门位置，双手覆盖在期门上，交替向上推揉至乳房处，推揉 1 分钟。

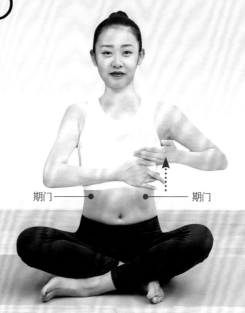

期门　　　　　期门

骆驼式呼吸法，
唤醒美胸呼吸

呼吸是打造优美胸型的关键，如果呼吸方式不对，胸腔很难打开，胸部锻炼也会事倍功半。

这样做，效果更明显

• 胸部上顶：胸部自然上提后，呼吸的过程中，胸部才能够充分打开，激活胸部的作用才会更显著。

• 目光看向斜上 45°：这样的姿势能够保证呼吸道的畅通，保证运动时能够充分呼吸。

！
细节
做对不易受伤

腰腹部避免用力：骆驼式呼吸是要尽量多用到胸部的呼吸法，但初学者容易在呼吸时向上抬腰，这样会增加腰腹部肌肉的压力，导致腰腹部酸痛。

锻炼部位: 膈肌、胸大肌

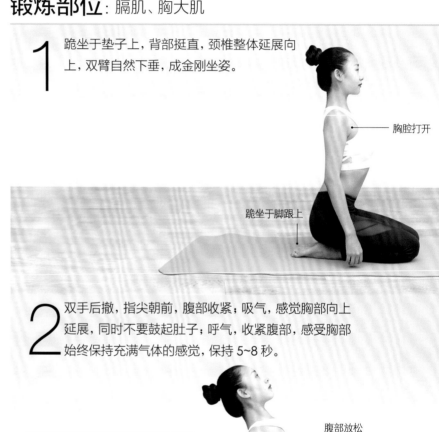

1 跪坐于垫子上，背部挺直，颈椎整体延展向上，双臂自然下垂，成金刚坐姿。

胸腔打开

跪坐于脚跟上

2 双手后撤，指尖朝前，腹部收紧；吸气，感觉胸部向上延展，同时不要鼓起肚子；呼气，收紧腹部，感受胸部始终保持充满气体的感觉，保持 5~8 秒。

腹部放松

错误动作

腹部用力；胸部未挺起。

推书本运动，
借助小工具提拉胸部

在锻炼胸部肌肉的时候，适当地借助一些小道具，如书本、毛巾，可以让我们的胸部肌肉更能有效发力，使胸部更紧致、挺拔、有弹性。

锻炼部位：胸大肌

1 跪（或盘腿）坐于垫子上，背部挺直，颈椎整体延展向上，大臂抬高与肩膀呈水平状态，小臂与大臂保持 90°，小臂中间夹一本薄厚适度的书。

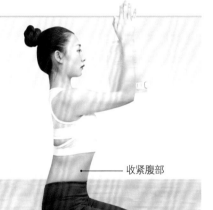

收紧腹部

这样做，效果更明显

• 用手肘夹住书本：这个动作能够使胸部肌肉更加有效绷紧，才能达到锻炼胸部的目的。

搭配训练

• 穴位按摩 + 驼式呼吸法 + 推书运动：此三套动作可以连续进行，能够有效激活胸部、锻炼胸部肌肉，塑造胸部上挺的优美胸型。

2 吸气，收紧腹部，使气体充满胸腔，手臂缓慢向上抬起，需要注意的是小臂始终保持与地面垂直。

3 呼气，保持腹部收紧、胸部挺直，手臂慢慢向下移动。

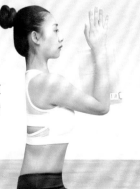

手腕旋转活动，
胸部被动唤醒训练

胸部处于我们人体的躯干部位，平时很难运动到，实际上，简单地动动手臂、转转手腕，也能让胸部被动地运动起来，下面一起来看看吧。

这样做，效果更明显

- 避免耸肩：在做此动作之时，应尽力避免耸肩，以免以肩背部肌肉代偿，练习不到胸部肌肉。

- 保持均匀呼吸：在进行此运动时，要保持均匀呼吸，不要屏息，这样才能充分打开胸部肌肉。

- 动作不宜过快：手腕要随着呼吸的节奏进行转动，不宜转动过快，这样更能锻炼到胸部及手臂肌肉，达到锻炼效果。

! 细节
做对不易受伤

保持背部挺直：做此动作时注意背部挺直，感受到向上牵引的力量，但也不能过分突出腰腹，以免引起腰酸情况。

锻炼部位：胸部肌肉激活

1 双膝并拢，跪坐于瑜伽垫上，手臂打开，向上举起与身体呈 W 形，五指尽力张开。

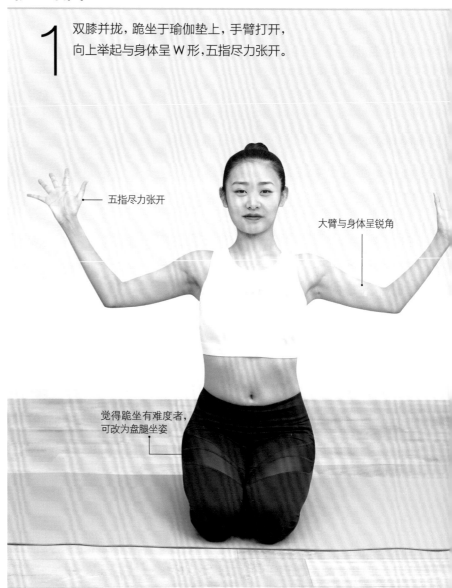

五指尽力张开

大臂与身体呈锐角

觉得跪坐有难度者，可改为盘腿坐姿

2 吸气，感觉胸腔充满气体，转动手腕，呼气时，手腕持续保持转动，将腹部气体尽数吐出，保持 10~15 组呼吸。

感受肱二头肌收缩的感觉

手肘固定，不要乱动

进行腹式呼吸

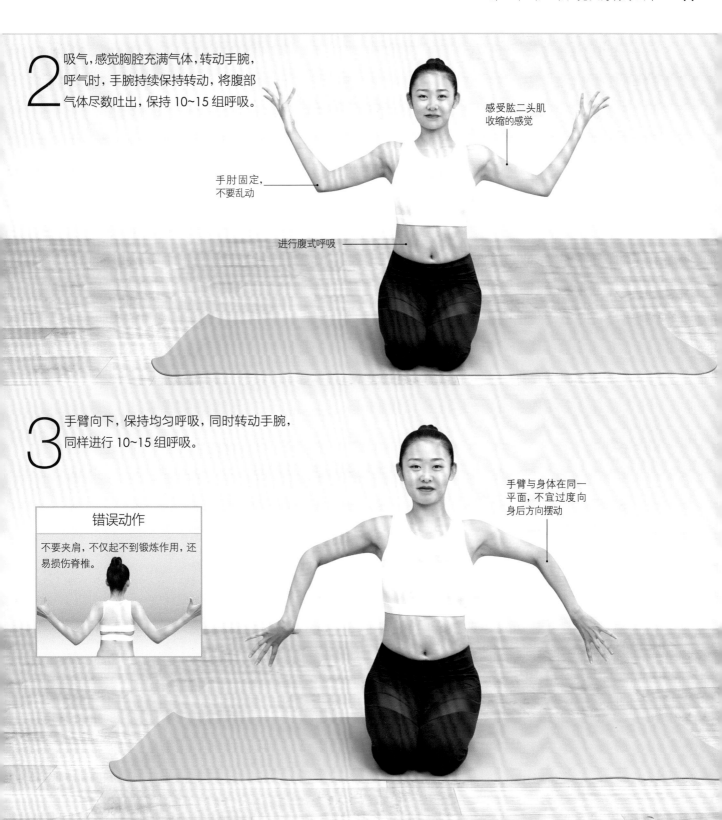

3 手臂向下，保持均匀呼吸，同时转动手腕，同样进行 10~15 组呼吸。

错误动作

不要夹肩，不仅起不到锻炼作用，还易损伤脊椎。

手臂与身体在同一平面，不宜过度向身后方向摆动

俯身训练，
抗力打造紧致胸部

俯身训练是以手臂支撑起上半身而进行的运动，也是与自身的重力做对抗的一组训练，简便且不会超过自身负荷，适宜女性随时在家进行。

这样做，效果更明显

• 指尖相对：双手指尖相对，在向下压的过程中体会胸肌和手臂的收紧感。

• 收紧腹部：训练时收紧腹部，避免因腹部代偿，导致胸部锻炼不到。

搭配训练

• 俯身训练 + 四角位推地扭转：同时进行，每套训练各进行 5 组，不仅可以锻炼胸部，四肢也能得到很好的锻炼。

! 细节
做对不易受伤

肘关节不超伸：肘关节超伸会加重对肘关节、腕关节的负担，易引发手臂肌肉、关节负伤。
指尖用力：双手指腹微向下压，不要只把重量压给掌根。

锻炼部位：上胸部肌肉及上臂肌肉

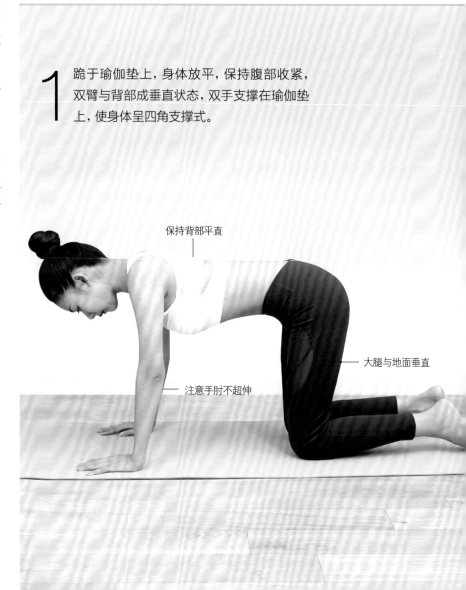

1 跪于瑜伽垫上，身体放平，保持腹部收紧，双臂与背部成垂直状态，双手支撑在瑜伽垫上，使身体呈四角支撑式。

保持背部平直

大腿与地面垂直

注意手肘不超伸

2 保持腰背部平直，不要塌陷，双手五指打开，手腕内旋，稳稳支撑住整个身体。

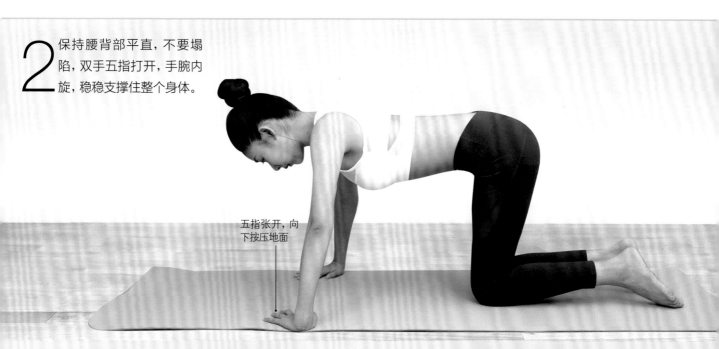

五指张开，向下按压地面

3 吸气时，屈肘向下做俯卧动作，保持大臂与小臂呈 90°；呼气时，手臂发力，支撑起身体，重复练习 15~20 次。

不要塌腰

背部不要发力

错误动作

胸部不要向后移动，以免影响锻炼效果。

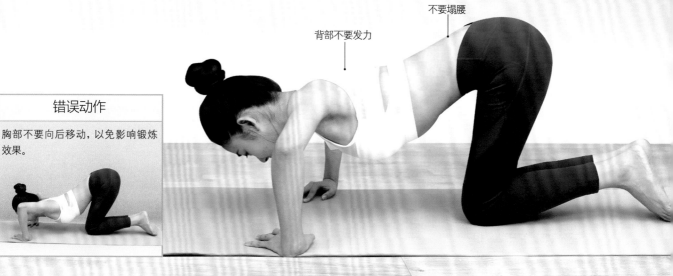

俯身进阶训练，
适度增加难度

如果在做俯身训练之时，觉得动作对于自己没有什么难度，可以尝试进行这组进阶训练，能够更加有效地锻炼胸部肌肉。

这样做，效果更明显

• 放松腹部：在进行俯身运动时，很多人会无意识地绷紧腹部，这样做会导致腹部肌肉代偿，不利于锻炼胸部，所以应保持正常呼吸、腹部放松。

！ 细节
做对不易受伤

保护膝盖：在膝盖下方垫上毛巾或瑜伽垫，可以避免压迫膝盖导致的疼痛。

锻炼部位：胸大肌上部肌肉及单侧胸外肌肉

1 跪于瑜伽垫上，身体放平，保持腹部收紧，双臂与背部成垂直状态，双手支撑在瑜伽垫上，使身体呈四角支撑式。

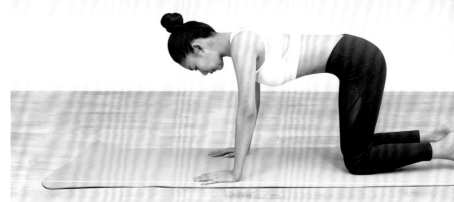

2 保持腰背部平直，不要塌陷，双手五指打开并向内旋转，支撑住整个身体，双脚慢慢离开垫子，两脚相叠。

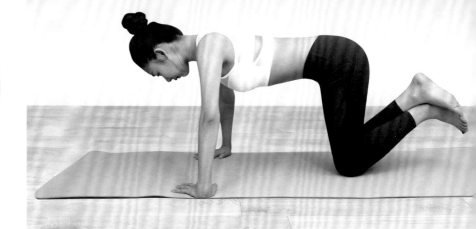

3 吸气时，屈肘向下做俯卧动作。

4 呼气时，手臂发力，支撑起身体，重复练习 10~15 次。

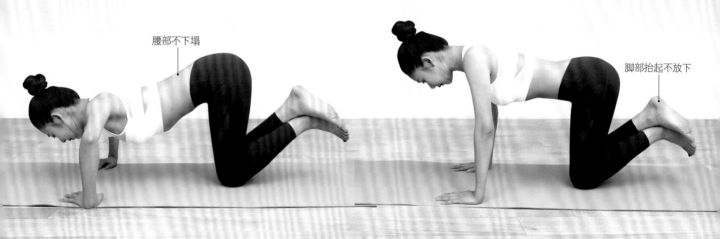

腰部不下塌

脚部抬起不放下

5 恢复到四角支撑式，慢慢将双脚翘起并相叠，右侧手臂向前伸出半个手掌，放在胸侧，手臂自然弯曲。

6 吸气，屈肘向下做俯卧动作，手臂保持夹紧状态，不要外翻；呼气时，手臂发力撑起整个身体，换另一侧练习。

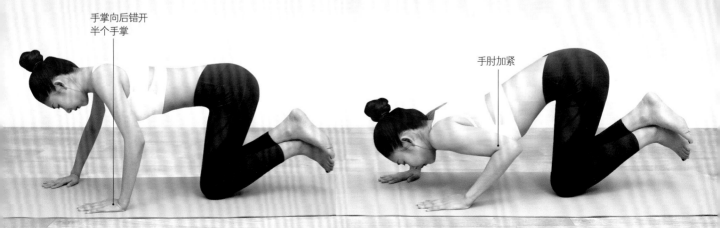

手掌向后错开半个手掌

手肘加紧

四角位推地扭转，
向上提拉胸型

此动作通过手臂运动带动胸部肌肉的方式，达到向上提拉胸部的作用，当然做此动作时，手臂应该保持放松状态，否则锻炼胸部的效果会大打折扣。

这样做，效果更明显

• 肩与地面平行：做此动作时要注意时刻保持肩背与地面呈水平状，这样才能够更精准地锻炼到胸部。

搭配训练

• 牛面式 + 四角位推地扭转：同天进行，两组动作各进行 5 组，每组 5~10 次。

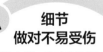

细节
做对不易受伤

手掌支撑：此动作需要单手支撑，重力应着重放在手掌处，同时五指贴实地面，分散上身给手腕的压力，以免造成腕部疼痛。

锻炼部位：前锯肌

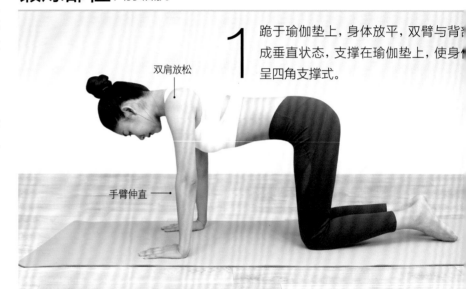

双肩放松

手臂伸直

1 跪于瑜伽垫上，身体放平，双臂与背部成垂直状态，支撑在瑜伽垫上，使身体呈四角支撑式。

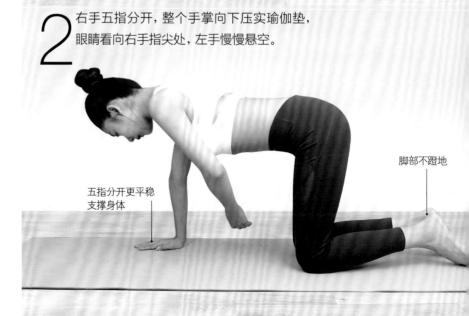

2 右手五指分开，整个手掌向下压实瑜伽垫，眼睛看向右手指尖处，左手慢慢悬空。

五指分开更平稳
支撑身体

脚部不蹬地

3 保持目光不动，右手持续向下压实瑜伽垫，吸气时，左手慢慢向上打开至最高处，注意肩膀不要外翻，尽力保持双肩水平状态。

控制肩膀，不外翻

大腿与地面垂直

4 呼气时，手臂回收至原位，换另一侧练习。

手臂尽力向上伸展

错误动作

肩部外翻，起不到锻炼作用。

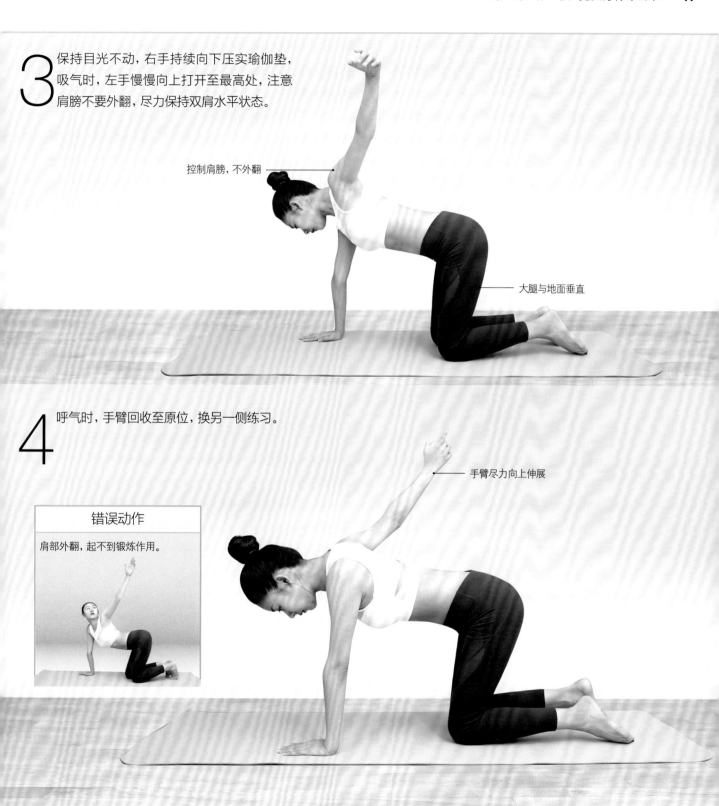

牛面式，
巩固美胸效果

牛面式促进胸部血液循环，是锻炼胸部后放松肌肉、巩固塑形的运动。它不仅对胸部有拉伸作用，对手臂关节及肌肉也有锻炼作用，有助于塑造上半身的优雅气质。

这样做，效果更明显

• 保持上身平衡：避免向任何一边倾斜，这样才能更有效地舒展胸部，协调锻炼胸部。

• 双手合十：双手在背后尽力合十，能够更有效地扩张胸部，对塑造胸型更有帮助。

锻炼部位：胸大肌及手臂肌肉

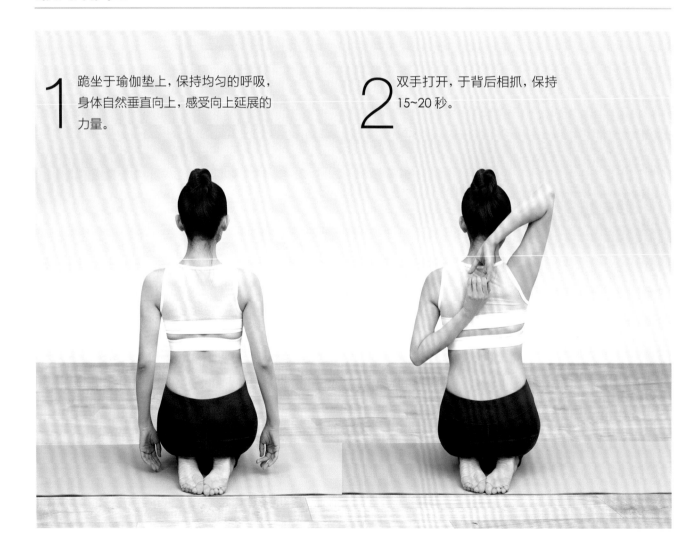

1 跪坐于瑜伽垫上，保持均匀的呼吸，身体自然垂直向上，感受向上延展的力量。

2 双手打开，于背后相抓，保持15~20秒。

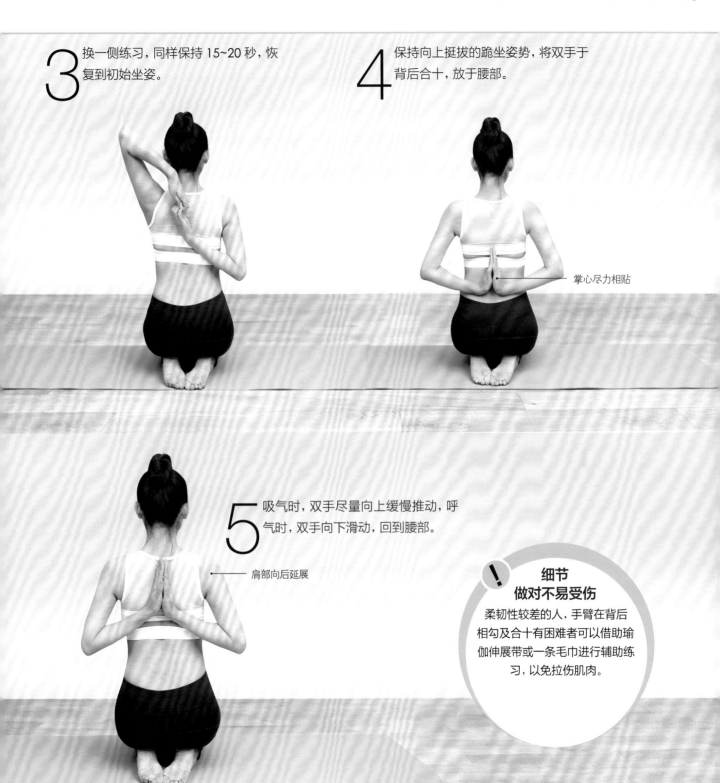

3 换一侧练习，同样保持 15~20 秒，恢复到初始坐姿。

4 保持向上挺拔的跪坐姿势，将双手于背后合十，放于腰部。

掌心尽力相贴

5 吸气时，双手尽量向上缓慢推动，呼气时，双手向下滑动，回到腰部。

肩部向后延展

**! 细节
做对不易受伤**

柔韧性较差的人，手臂在背后相勾及合十有困难者可以借助瑜伽伸展带或一条毛巾进行辅助练习，以免拉伤肌肉。

小腰精：练好腰腹，做维密女神

女性都想拥有纤纤细腰，有了细腰，身材才会玲珑有致，曲线才会完美动人。可是现代女性大多久坐少动，腰间很容易堆积起一些赘肉，下面就教给大家一些纤腰小窍门，快速打造"S"形曲线，让你女人味十足。

腰腹部最容易堆积脂肪

腰腹部不经常被运动到，是最容易堆积脂肪的部位。

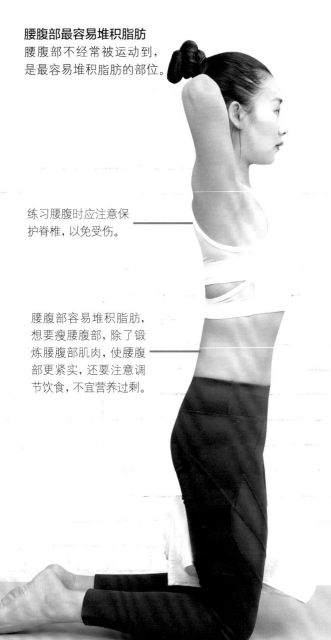

练习腰腹时应注意保护脊椎，以免受伤。

腰腹部容易堆积脂肪，想要瘦腰腹部，除了锻炼腰腹部肌肉，使腰腹部更紧实，还要注意调节饮食，不宜营养过剩。

腰腹部塑形原理

腰腹部形态不好看，主要是由于腰腹部堆积了过多的脂肪引起的。腰腹部容易形成游泳圈，这多是由于长期久坐、缺乏锻炼以及不健康的饮食习惯引起的。因此要想塑造美丽的腰腹部，应当先从减掉腰腹部赘肉开始。

另外，如果女性的子宫状态不好，出现前倾情况，也会造成小腹突出的情况。子宫前倾一般出现在女性分娩后，因此升级做妈妈的女性一定要在月子期间，养好子宫，避免子宫复旧不全。

腰腹部塑形方案

想要拥有迷人的"小蛮腰"，就要从全身减脂及腰腹增肌两方面入手。

因为腰腹部在平时活动较少，属于难减部位，所以，首先要通过全身减脂来达到减少腰腹部脂肪的目的。女性可以通过减少每日摄入的热量，搭配进行有效的有氧运动来减脂，如慢跑、游泳、竞走、骑自行车等运动，实现不靠节食减重的健康瘦身目的。

多做塑造肌肉的运动

腰腹部肌肉的训练，较为适合的运动有卷腹运动、床上蹬自行车及平板支撑，可以增强腰腹部肌肉，这样才能打造紧致、线条流畅的腰腹部。

私家教练解析特殊腰腹肥胖塑形

腰腹部是身体的核心，核心肥胖无力，很容易影响到腿部及臀部减脂塑形，下面就让私家教练来告诉你怎么解决它们吧。

上腹肥胖	下腹肥胖	水桶腰

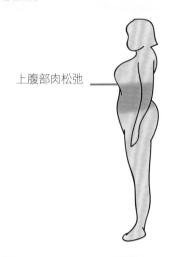

上腹部肉松弛

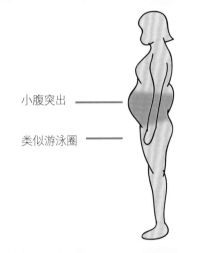

小腹突出

类似游泳圈

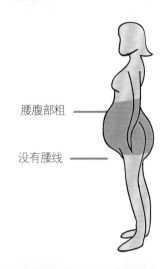

腰腹部粗

没有腰线

导致原因：身体新陈代谢缓慢，加上平时缺乏运动锻炼，多吃甜品导致身体摄入过多热量！

解决方案：多做仰卧起坐锻炼腹部松弛的赘肉，同时少吃甜食，多吃高膳食纤维的食物。

导致原因：这类人便秘现象尤为严重，经常久坐，多是由于运动量少引起的。

解决方案：在饮食上避免吃生冷油腻的食物，多吃些清淡温暖的蔬果，同时按摩腰腹部，促进血液循环，促进淋巴系统代谢。

导致原因：肠胃肝脏消化不良，肠胃蠕动缓慢，容易便秘。饮食上主要是过多吃生冷油腻食物。

解决方案：平时多做收腹运动，给腹部收缩感，同时吃些有助于清肠排便的食物，如酸奶、香蕉等。

补充有助于润肠的食物

吃些润肠通便的食物，更有效减肚子。除了坚持运动、控制每日热量摄入外，想要拥有迷人腰腹的女性，也可以多吃一些润肠通便的食物，可以有效改善小腹突出、腹部胀满的情况，如糙米、蜂蜜、芦笋、芝麻等。

私家教练带你打造优美腰线

洗澡＋按摩，雕塑性感腰线

洗热水澡时，可以一边冲淋，一边双手叉腰，上上下下地反复按摩，每3分钟一组，至少做3组。洗热水澡有助于加快血液循环，这时如果再辅以按摩，燃脂减肥的效果会事半功倍。同样的道理，泡澡时也可以这样按摩。每天坚持，杨柳小蛮腰不久后就会属于你。

零受伤

做多仰卧起坐会伤腰

仰卧起坐是很多女性紧致腰腹的主要途径，但是仰卧起坐做得太多，易导致腰腹部肌肉拉伤、腰椎损伤等问题。较好的锻炼腰腹的动作有飞燕式、拱桥式。

» 飞燕式：俯卧于床，先后做双下肢交替抬举、双下肢同时抬举、上半身后伸抬起、身体两端同时抬离于床面，坚持时间以自己能做到的最大时长为宜。

» 拱桥式：仰卧位，头后仰，手臂外翻，使两肘关节贴床，小臂抬起与床面呈 60°，用两肘支撑，将腰背抬上，使身体像座拱桥一样，十秒钟一次，反复进行。每天可以练两三次，每次以 8~10 分钟为宜。

做对生活小细节，避免腰腹部堆积脂肪

几乎每一场发胖的噩梦都是从腹部开始的，稍不小心，烦人的"游泳圈"、讨厌的小肚腩就会出来捣乱。别着急，从现在起，抛开让你满头大汗、气喘吁吁的高强度运动，抛开体重秤，从系统的训练及让生活中随手可得的小窍门来帮你轻松减少腰围，让减肥不只停留在体重上，还你平坦的腹部！

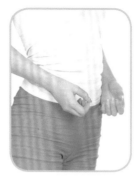

1. 边散步边拍打小腹

双手攥成空心拳，轮流叩击小腹左右，按一定节奏拍打。散步本身就可以消耗热量，再加上捶打小腹，加速热量消耗。如此一来，软软鼓鼓的小肚子当然会日益"萎缩"。

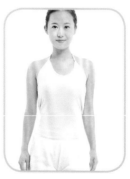

2. 走路站立时缩紧小腹

平常走路和站立时，若配合腹式呼吸，效果会更好。也许开始会觉得刻意练习很辛苦，但付出就有收获，假以时日，你就可以看见自己的小腹肌肉变得紧实许多。

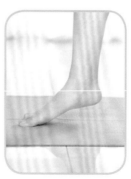

3. 大脚趾先落地

走路时，让大脚趾先落地，再以脚尖前伸带动小腹用力，向前迈步，并且走直线。这样迈步，着力在小腹，你自然会挺胸收腹，不但走姿更优雅，整个人都会显得轻盈，只要有恒心，一定会明显减腹。

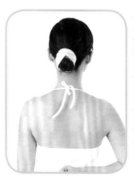

4. 搬重物时背部保持一条直线

搬重物时，应始终保持背部成一条直线，避免过度弯曲，以免造成腰肌、脊椎损伤。在搬重物时应先蹲下，手提重物后腿部发力站直，而不要直接弯腰搬起。

5. 粗盐按摩小腹

从超市或杂货店里买袋粗盐（肌肤敏感者慎用），每次洗澡前，先用一小把盐兑少许热水制成粗盐溶液，用以涂抹小腹，再按摩上 5 分钟，冲掉后再开始洗澡。粗盐可使皮肤明显细致、紧绷。

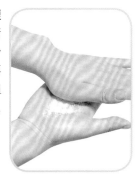

6. 巧用绿茶减腹

绿茶内服外用都有极好的减肥功效。剪一块干净的纱布，把喝过的绿茶渣包起来，放到泡澡水里，几分钟后你就可以享受清新的"绿茶浴"了。

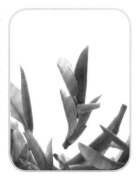

7. 穿比腰围小一号的裤子

穿比腰围小一号的裤子，或给松紧带裤子系上腰带，你会不得不随时挺直脊背，收紧腹部。这样穿裤子，还可以防止自己过多进食。

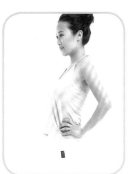

8. 老姜汤泡澡

四五片老姜、一碗水，大火煮开小火熬，15 分钟就能制成浓浓的老姜汤，倒入浴缸泡澡。姜汤泡浴对减少体脂有一定效果。如果能坚持 2 个月以上，你就可以准备买小一号的衣服。

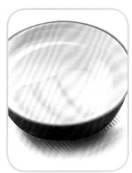

饮食减腰腹

想减掉腰腹部脂肪，不只要靠大量的训练，还要结合饮食，这样才能让久坐的女性也能轻松快速地减去腰腹部脂肪。

» **草莓**：草莓中含有一种酶，可以减少脂肪组织中脂肪细胞的数量和减少脂肪细胞的体积，助你轻松成为小"腰精"。

» **西红柿**：肠道中堆积了太多的废物，就容易导致小腹突出。西红柿富含膳食纤维，可以吸收肠道内多余的脂肪，将油脂和毒素排出体外。饭前吃一个西红柿，可有效阻止脂肪被肠道吸收。

！ 小心越减越胖

练腰腹时注意呼吸

在进行腰腹练习时，也要配合正确的腹式呼吸，这样能够有效防止腰部扩张，导致肌肉保持外扩状态，这是因为腹式呼吸将空气吸入腹部后，利用核心收缩将膨胀的腹部锁住。那么就能够在动作中保持一个适当的腰围，同时极好地稳定了脊柱，以防受伤。习惯了这种呼吸之后，你在正常状态下也能保持较小的腰围，以及获得健康的脊柱。

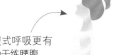

腹式呼吸更有助于练腰腹

练习腹部时不要屏息

练习腰腹时不宜屏息，以免增加腹腔内压力，导致内脏下垂。

腹部唤醒运动，
放松筋膜开启腹部训练

　　都说腹部是最难减的部位，那可能是你没有让腹部做好减脂、塑形的准备。这一套腹部唤醒运动，就从呼吸、推拿手法两方面，使腹部筋膜放松、肌肉更能得到锻炼，让腹部瘦得更快。

这样做，效果更明显

• 腹式呼吸：运动时应进行腹式呼吸，在吸气时感受气息充盈腹部，呼气时也要将气息吐尽，这样才能起到激活腹部的作用。

搭配训练

• 腹部唤醒运动＋肠道调理按摩：每日进行，早晚各一次，每次10~15组。

锻炼部位：柔软腹部筋膜及肌肉

1 平躺于垫子上，双腿屈起，双臂自然放于身体两侧，目视正上方，感觉脊椎向头顶方向拉伸。

保持均匀呼吸

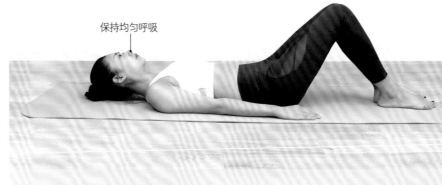

2 进行深呼吸，吸气时，感受气体从鼻腔进入胸部，最后停留在腹部，呼气时，嘴微微张开，发出"哈"的音，将腹部的气体完全呼出。

吸气时感受到腹部鼓起

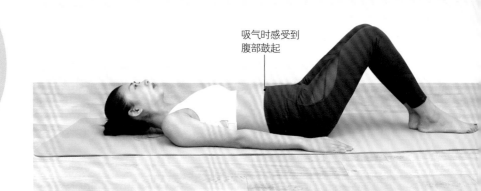

⚠ 细节 做对不易受伤

酌情使用精油：此套动作中，有提起腹部、推按腹部皮肤的动作，可以根据自己的情况酌情使用精油，减轻掐揉产生的疼痛。

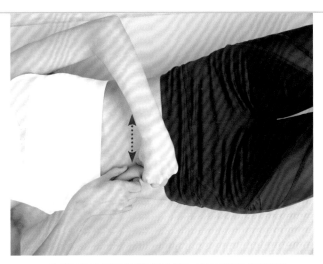

3 在保持正常呼吸的状态下，双手提拉起腹部筋膜，再由右向左依次提拉整个腹部，重复2~3次。

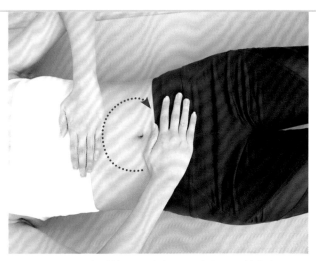

4 双手分别放于上腹部及下腹部，保持均匀呼吸，双手做顺时针推动动作，重复 10~12 次。

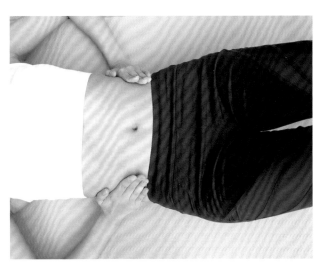

5 双手放于侧腰，手心基本与肚脐平行，手掌下缘贴近骨盆上缘处。

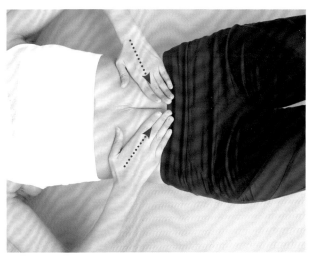

6 呼气时，双手同时向中间推，感受腹部收紧的力量，吸气时放松。

子宫复位，
根本解决小腹突出

　　很多女性都有小腹突出的情况，但并不都是因为小腹上堆积了过多脂肪造成的，而是因为子宫前倾、子宫脱垂引起的。这种情况下，应该先调整子宫，才能从根本上解决小腹突出问题。

锻炼部位: 子宫

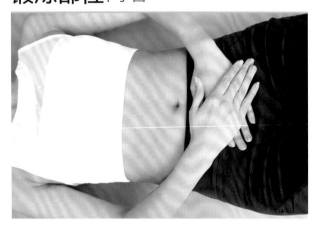

这样做，效果更明显

• 精准定位：在进行子宫复位前，应先找准子宫的位置，子宫在脐下约 4 寸位置，即距肚脐一横掌位置。

搭配训练

• 子宫复位 + 盆底肌训练：每日进行，早晚各一次，每次 10~15 组。

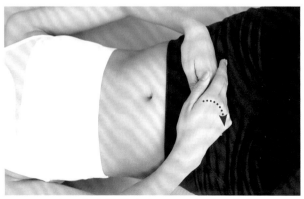

1 身体平躺，双腿屈起，双手交叠放于下腹部与髂前上棘平行处，即平躺后骨盆最突出部位的中心。

2 吸气，小腹微微突出，双手向耻骨方向转动，用小指关节按压下腹部。

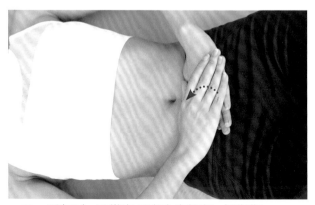

3 呼气时，手掌向子宫方向翘起，拇指指节向下按压腹部，进行 20~30 组。

盆底肌训练，
平坦小腹维持女性健康

盆底肌是承托起内脏的重要肌肉群，如果盆底肌松弛，不仅会导致子宫脱垂、出现漏尿情况，还会导致下腹部突出，形成难看的小肚子，下面就一起来看看怎么锻炼好盆底肌吧。

这样做，效果更明显

● 双膝间夹毛巾：双膝间夹住毛巾，有助于促进盆底肌被动收缩，达到更好的锻炼效果。

锻炼部位：盆底肌修复

1 仰卧于瑜伽垫上，双膝屈起，用膝关节夹住一条毛巾。

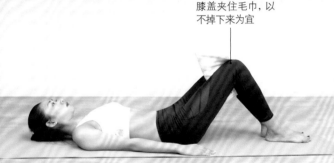

膝盖夹住毛巾，以不掉下来为宜

2 调整呼吸，进行两组腹式呼吸，感受到吸气时肚子微微鼓起，呼气时肚子下落。

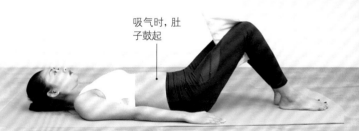

吸气时，肚子鼓起

3 继续保持呼吸，在下一次呼气时，同时双膝更加用力夹紧毛巾，感受会阴部收紧的力量，吸气时放松。

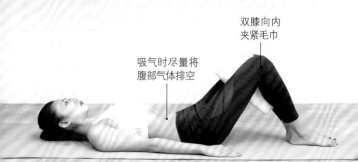

吸气时尽量将腹部气体排空

双膝向内夹紧毛巾

4 进行一组呼吸放松后，用左手拽住膝盖夹紧的毛巾，与膝盖做一组抗力训练，使会阴处更加收紧，右手放于下腹部，呼气时，右手向上推小腹，吸气时放松。

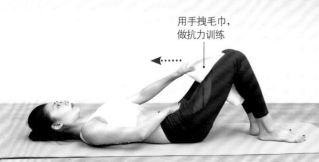

用手拽毛巾，做抗力训练

肠道调理按摩，
清除宿便还原平坦腹部

很多女性腹部胀满、沉重并不完全是因为腹部堆积了过多赘肉，还可能是没有做好清肠排毒工作。每日进行肠道调理按摩，不仅有助于润肠排毒、预防便秘，还能快速、有效塑造出平坦腹部。

锻炼部位：润肠排毒

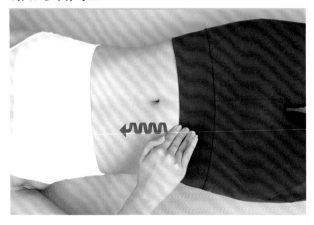

1 平躺于瑜伽垫上，放松身体，右手五指并拢，以定点画圈方式由下至上点按升结肠，即腰腹部右侧。

这样做，效果更明显

• 搓热双手：搓热双手后再行按摩，有助于气血通畅，更能起到排毒的效果。

细节做对不受伤

• 顺时针方向按摩：想要润肠排毒，应注意要按照顺时针方向按摩，因为顺时针方向是肠道废物排出的方向。如果方向错误，很容易导致胃肠功能紊乱、加重便秘等情况。

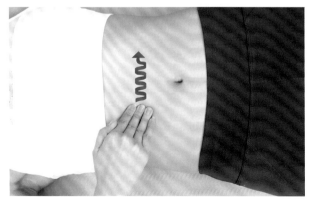

2 以定点画圈方式由右向左点按横结肠。

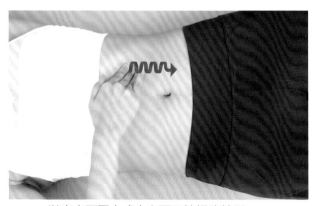

3 以定点画圈方式由上至下按揉降结肠。

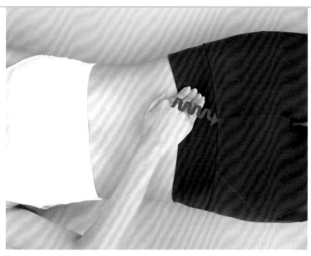

4　以同样方式画圈按揉直肠，达到调整肠道的作用。

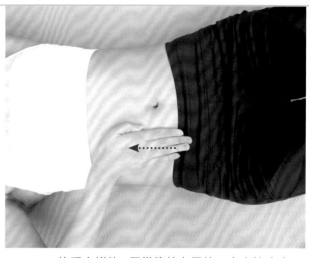

5　将手心搓热，用掌腹的力量从下向上按摩右腹部处，促进升结肠蠕动。

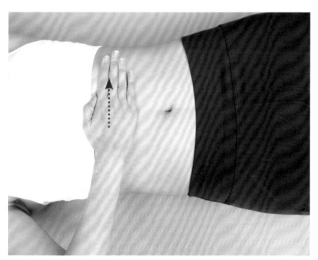

6　手掌自然由升结肠滑动到横结肠，保持推动力度不变，促进横结肠蠕动。

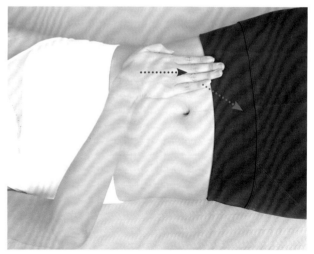

7　手掌自然扭转，向降结肠推动，最终推至直肠处。

卷腹运动，
简单有效锻炼腹肌

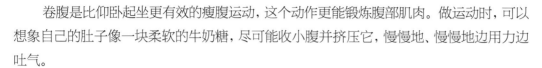

　　卷腹是比仰卧起坐更有效的瘦腹运动，这个动作更能锻炼腹部肌肉。做运动时，可以想象自己的肚子像一块柔软的牛奶糖，尽可能收小腹并挤压它，慢慢地、慢慢地边用力边吐气。

这样做，效果更明显

• 将手臂放于胸前：做卷腹运动时，也可把手臂放于胸前交叉，以防止手臂、手肘借力。

• 只用腹部发力：在进行卷腹运动时，要注意放松四肢，避免手臂、腿部借力，影响腹部肌肉的锻炼效果。

• 避免过度抬头：过度抬头不仅容易损伤颈椎，还易引起背部、胸部肌肉代偿，影响锻炼的效果。

> **！细节**
> **做对不易受伤**
> 双腿不要伸直：将双腿伸直
> 会使腰椎负担过大，容易受伤。
> 手部不宜用力：手部用力抬起头部
> 既影响锻炼效果，又易损伤脊柱。

锻炼部位：腹部肌肉

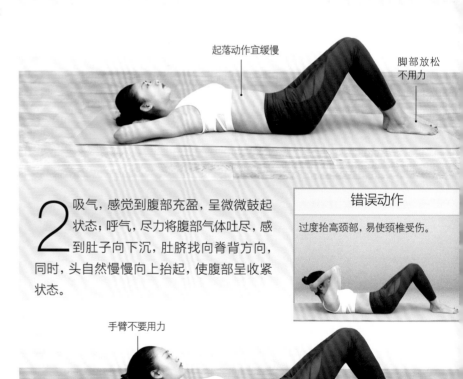

1 仰卧于瑜伽垫上，双腿屈起约90°，双手叠放于脑后，整个身体处于放松状态，进行一组均匀的呼吸。

起落动作宜缓慢

脚部放松不用力

2 吸气，感觉到腹部充盈，呈微微鼓起状态；呼气，尽力将腹部气体吐尽，感到肚子向下沉，肚脐找向脊背方向，同时，头自然慢慢向上抬起，使腹部呈收紧状态。

错误动作
过度抬高颈部，易使颈椎受伤。

手臂不要用力

卷腹进阶运动
腹肌训练效果加倍

　　此运动手要沿着大腿向上滑动，动作幅度将会更大，这将增加运动的难度，锻炼效果更明显。

锻炼部位：腹部肌肉

1 仰卧于瑜伽垫上，双腿屈起小于 90°，双手放于双腿根部，全身放松。

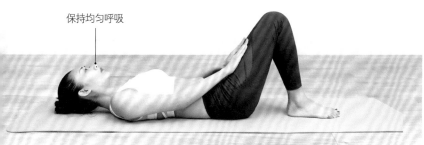

保持均匀呼吸

这样做，效果更明显

• 起落要慢：腹直肌始终用力，慢起慢落，幅度不宜过大，这样才能真正地锻炼到腹部肌肉。

搭配训练

• 卷腹运动 + 卷腹进阶运动：根据自身情况进行调节，两套动作可同天进行，每套动作进行 5 组，每组 10~15 次。

2 吸气，保持身体放松，感受腹部充满气体，肚子微微鼓起。

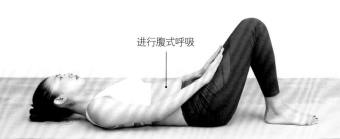

进行腹式呼吸

3 呼气，腹部用力，使身体慢慢向上抬起，带动双手沿着大腿向膝盖方向推动，坚持 5~8 秒，慢慢回落到垫子上。

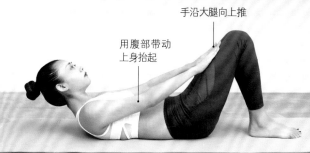

手沿大腿向上推

用腹部带动上身抬起

对角训练,
加强侧腹力量

　　这个动作可以锻炼腹部的肌肉以及平时运动不到的腹外斜肌,是减少腰腹部松软赘肉的好方法。

这样做, 效果更明显

• 不要抬起臀部:整个练习过程中,臀部不要抬起或移动位置,要尽力用手肘去够膝盖,这样才能起到锻炼腹部的作用。

• 抬腿时肘部应尽量靠向膝盖:动作做不到位,肘部未能碰到膝部,腹部肌肉没有被充分锻炼到,将会影响训练效果。

锻炼部位: 腹外斜肌、腰间赘肉

1 仰卧于瑜伽垫上,双腿屈起约 90°,双手叠放于脑后,身体处于放松状态。

运动过程中保持腹式呼吸

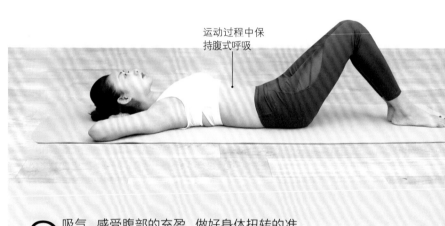

2 吸气,感受腹部的充盈,做好身体扭转的准备,慢慢呼气时,用腹部的力量带动上半身,向右侧进行拧转,维持 3~5 秒,换方向进行。

手肘尽力向膝盖方向靠近

臀部及髋部保持不动

！ 细节
做对不易受伤

保持骨盆稳定:做此动作应保持骨盆稳定,并且每次做完动作,身体要回到初始位,以免因错误动作导致骨盆倾斜。

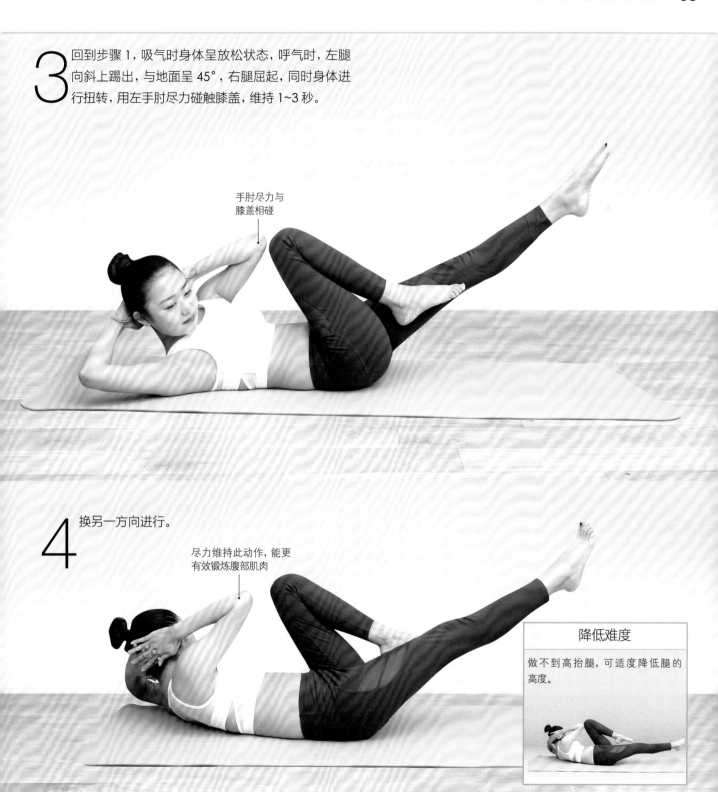

3 回到步骤 1，吸气时身体呈放松状态，呼气时，左腿向斜上踢出，与地面呈 45°，右腿屈起，同时身体进行扭转，用左手肘尽力碰触膝盖，维持 1~3 秒。

手肘尽力与
膝盖相碰

4 换另一方向进行。

尽力维持此动作，能更
有效锻炼腹部肌肉

降低难度

做不到高抬腿，可适度降低腿的
高度。

俯卧腹部训练,
拉伸腹部线条

　　此动作为经典的瑜伽体位,在生活中的应用也最为广泛,从背肌的伸展到腹肌的强化,各种各样的运动康复体操中都可以看到这个体位的身影。

这样做,效果更明显

• 保持腹部收紧:在进行运动时要保持腹部收紧状态,在上提的过程中感受肚脐处有向上提拉的力量,下压时也应由腹部肌肉向下发力,带动腹部下压。

搭配训练

• 俯卧腹部训练 + 子宫复位:同天进行,早晚各进行一次训练,每次 15 组,对痛经、经期紊乱有很好的调理效果。

• 腹部唤醒运动 + 俯卧腹部训练:同时进行,每次两组运动各进行 15 组。

！ 细节
做对不易受伤

感受脊柱渐进式拱起:向上提起的同时,要注意动作缓慢,保持椎骨如同水面的层层波浪,后浪推前浪,一波波推动向前,以防损伤脊椎。

锻炼部位: 柔软腹部

1 跪趴在瑜伽垫上,呈四角位支撑身体,双臂、大腿垂直于地面,双臂、双腿分开约一肩宽,保持背部伸展。

背部放松,与地面平行

脚部踩实,避免打滑

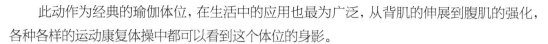

2 吸气，上背部呈放松状态，腰腹部向下沉，感受肚脐向下找地面的感觉，使脊柱充分拉伸。

错误动作

腰腹部背部松懈，腰腹肌肉没有被拉伸的感觉。

只用腰腹部发力，尽力向下沉肚子

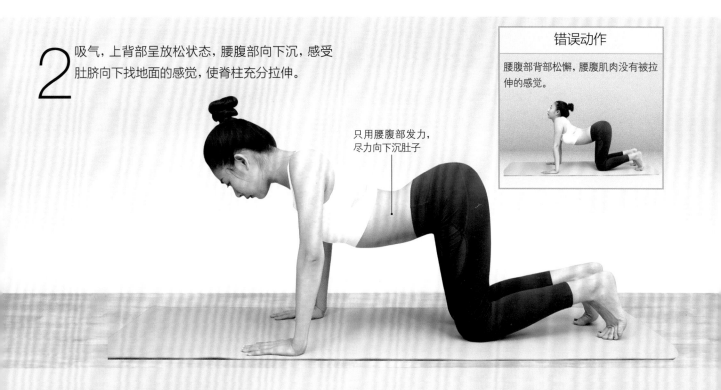

3 呼气，腹部收紧，肚脐向上找脊椎方向，后背向上拱起，大腿微微用力，感受腹横肌紧致用力，维持 5~10 秒，恢复。

后背向上拱起

由腰腹部带动身体向上

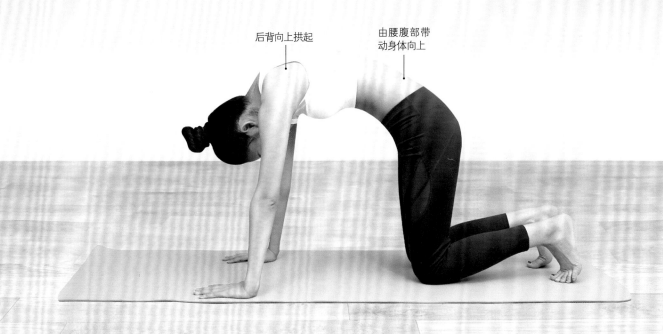

跪姿简易训练，
巩固收腹效果

跪姿简易训练是集中锻炼腹部的一组训练，锻炼强度较小，同时也有放松腹部肌肉、紧致腹部皮肤、巩固收腹效果的作用，可以在进行一套腹部肌肉训练之后进行。

锻炼部位: 紧致腹部

这样做，效果更明显

• 腿部夹毛巾：腿间夹住毛巾，可以促进下腹部收紧，对锻炼腹部肌肉更为有效。

• 内推腹部时手掌向内压：内推腹部时将手掌压紧腹部皮肤，可以有效按摩腹部穴位及内脏，更有效地消耗腹部脂肪。

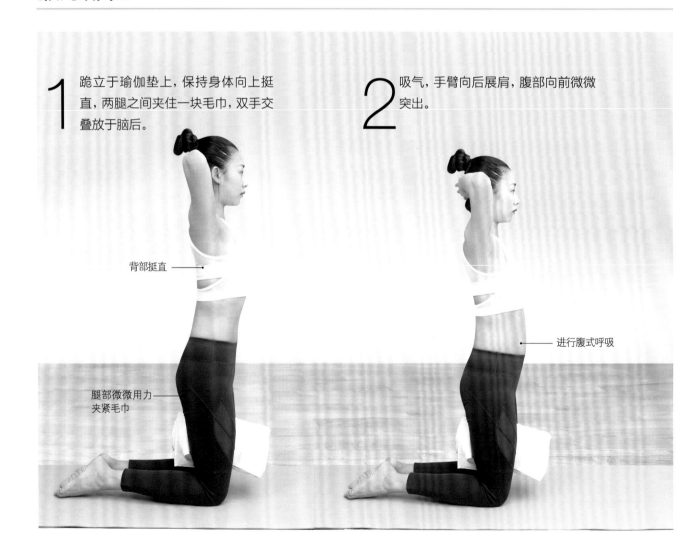

1 跪立于瑜伽垫上，保持身体向上挺直，两腿之间夹住一块毛巾，双手交叠放于脑后。

背部挺直

腿部微微用力夹紧毛巾

2 吸气，手臂向后展肩，腹部向前微微突出。

进行腹式呼吸

3 呼气，腹部带动身体向前倾，低头、拱起背部，同时双腿用力向内夹紧毛巾，感受下腹部及腹横肌向内绷紧的力量，维持 10 秒，恢复。

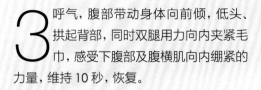

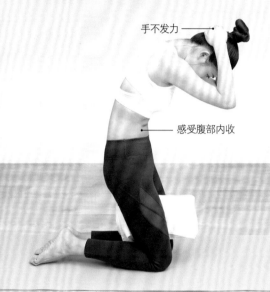

手不发力

感受腹部内收

4 回到跪姿，身体放松，手臂放于腰两侧，吸气，鼓起肚子。

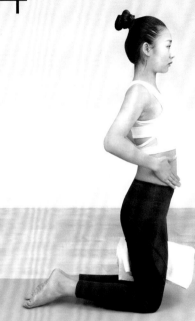

5 呼气时，脊背保持放松，双手用力向肚脐方向推，带动背部微微拱起，感受整个腹部呈现被收紧的状态。

动作细节

双手用力向肚脐方向推挤，帮助塑形。

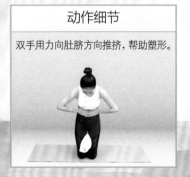

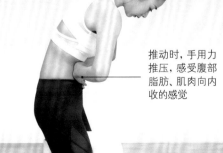

推动时，手用力推压，感受腹部脂肪、肌肉向内收的感觉

！ 细节
做对不易受伤

颈部不发力：在弯腰的过程中，颈部不要发力，而是应卷动腹部的肌肉，颈部随着手向下自然弯曲，避免颈部酸痛。

肩背：肩背美，怎么穿衣服都好看

有人说"女人的背部是性感之丘"，没错，骨感的背部令女性全身看起来更有美感，而虎背熊腰则是很多女性的烦恼。赶紧来了解一下修肩美背的方法吧，让你完美的背，成为身后一道亮丽的风景线。

塑造优美肩背重在日常体态
肩背的优雅与日常体态息息相关，改善日常站姿、坐姿，就有改善含胸驼背、虎背熊腰的可能。

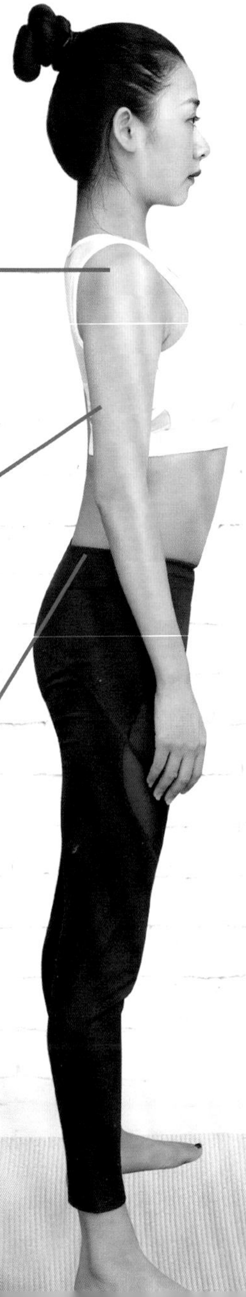

肩膀极力向后展开，不要含胸，是预防及改善含胸驼背的重要因素

注意日常站姿、坐姿，背部要时刻保持挺拔延展

锻炼腰部力量，在站立、行走过程中可以避免背部肌肉代偿，以免背部肌肉过于发达，影响美观

肩背部塑形原理

女性的肩背部是提升气质的重要部位，它们并不容易囤积脂肪，因此常常被女性忽略，更不知道怎么去美化它们。

如果女性的肩背部不漂亮常常会给人很壮硕的感觉，这多是因为背部肌肉、斜方肌过于发达引起的。因此，想要打造美丽的肩背部应从这两部分肌肉入手。

平时经常含胸扣肩的女性，其背部的肌肉长期处于紧张状态，看起来就形成了背部高高隆起的态势，此时我们应将自己的肩部尽力展开，放松背部肌肉的紧张状态。而斜方肌过度发达，会使女性的肩背部看起来很高，进而影响颈部，使其显得短粗，缺少美感。

肩背部塑形方案

对肩背部的塑形减脂练习，应从以下三个方面进行改变：

1.改善日常不良体态

很多肩背不好看的女性是因为在日常生活中，长期保持错误体态，导致肩背部肌肉紧张，造成肩背部厚实、下塌甚至驼背，因此我们首先要纠正不良的生活习惯，时刻保持背后直立，肩胛骨收紧、肩膀下沉、头部上顶的姿态。这样才能保证你的脊椎挺直、向上伸展。

私家教练解析特殊肩背部塑形

肩膀漂亮的女性穿衣更有形，背部骨感的女性气质更佳，下面就来看看怎么塑造美丽肩背吧。

含胸驼背	溜肩	斜方肌发达

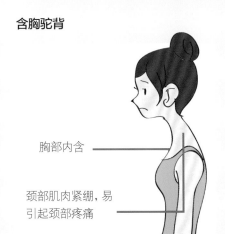

胸部内含

颈部肌肉紧绷，易引起颈部疼痛

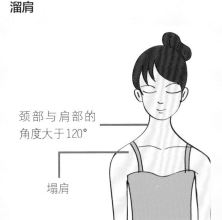

颈部与肩部的角度大于120°

塌肩

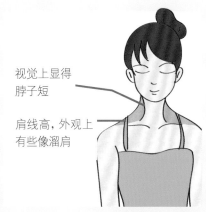

视觉上显得脖子短

肩线高，外观上有些像溜肩

导致原因：含胸驼背多是由于不良姿势引起的，长期低头看手机、"葛优躺"等不良姿势，使胸小肌和前锯肌过紧，菱形肌无力，进而导致含胸驼背。

解决方案：通过将背部挺直、靠墙站立等方式锻炼菱形肌力量，拉伸胸小肌和前锯肌，将体态调整过来。

导致原因：较多的溜肩是由于肩部肌肉不发达，锁骨和肩胛骨外侧下垂所致。

解决方案：通过采用力量训练的方法，加强肩关节周围肌肉的力量，来达到矫形的目的。重点是肩三角肌，即覆盖在肩关节上的梨状肌肉，还应包括胸部肌肉、上背部肌肉的训练。

导致原因：走路时弯腰驼背含胸，或是进行过度的颈肩肌肉训练就会让斜方肌过度紧张。

解决方案：首先纠正平时生活中的姿态，无论是端坐还是站立，行走还是跑步，一定要做到头部直立、抬头挺胸，其中肩部放松。

2. 放松背部肌肉

肩背部肌肉如果出现紧张或紧绷的问题，很容易诱发很多背部问题，因此在改善日常不良体态情况之后，应注意放松肩背部肌肉的紧张状态，这也是保持良好肩背部线条的秘诀。

放松肩背部肌肉可以在家进行，在睡觉前，躺在瑜伽垫上，将自己的手垫在臀下，然后利用手肘的力量将身体支撑起来。这样一来，你的背部就会自然地抬起，再用头顶点地，让整个背部呈现中空的状态即可。

平时也可以进行简单的拉伸，如挺身式。先趴在垫子上，然后用自己的手臂支撑起身体，注意肩部的放松，只要保证自己的上半身是挺立的状态即可。头部可以微微向后仰，能够带来更好的拉伸效果。

3. 训练肩背部肌肉

在训练肩背部肌肉时，应将肩部三角肌与上背部肌肉一起训练，可以更好地修饰肩部与背部形态的协调性，让肩背部达到真正的立体协调感。当肩部与背部的比例协调时不管你穿什么衣服，都会非常好看。

开肩不到位练肩易受伤

在进行肩背部的训练过程中，包含很多后弯动作，如果开肩不到位，身体只能单纯用腰椎的柔软度来完成这些后弯的动作，对腰椎的伤害较大，较明显的表现就是练习过后出现腰椎刺痛。因此，应先用上犬式、蛇击式等动作开肩。

» **上犬式**：俯卧在地面上，双腿左右分开与髋同宽，双腿和臀部肌肉收紧，双手放到胸旁两侧，掌心撑地。呼气，小腹向内收。吸气，依次抬起头、胸、胃、腰部，用手臂的力量支撑身体，让髋部离地。均匀地呼吸，保持 10~30 秒。

» **蛇击式**：跪坐在垫子上，臀部落在脚后跟，上半身向前俯趴，胸部和腹部紧贴大腿，额头点地，手臂向前伸直。弯曲双臂，胸部、背部向前向下压，直到胸部贴近地面，塌腰，同时臀部离开脚跟向上翘起，脚尖点地，保持姿势 20 秒。

做对生活小细节，
拥有性感肩背

生活中怎么做，才能美化肩背线条，雕琢优美的肩背曲线呢？其实，找对引起虎背熊腰的原因及应对方法、改变一些生活小细节，再辅以一些简单的小动作，便可以轻松预防及改善虎背熊腰、含胸驼背、溜肩圆肩的情况，下面就一起来看看吧。

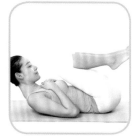

1. 锻炼核心肌肉

很多女性在坐着的时候不自觉地弯腰驼背，这多是因为腰部无力，背部挺不起来，所以要重视对核心肌群的训练，可以进行平板支撑、卷腹运动。

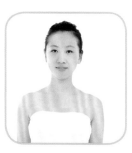

2. 做下压沉肩动作

平时保持不耸肩、不含胸的体态，尽量打开肩膀，女性可以进行沉肩或转肩的动作，这都有利于放松肩背部肌肉，修饰美丽线条。

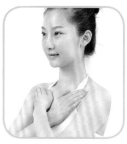

3. 按摩肩部

抬起双手，交叉按住双肩，用大拇指或同时用五个手指打圈按摩你所能够到的肩部任何地方，尽量用力按摩。为防止皮肤被摩擦而疼，你可以预先涂些有瘦身效果的精油，如葡萄柚精油。

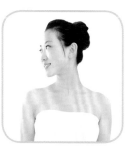

4. 左右转头

很多女性平时在办公桌前，可以前后左右地转脖子，有利于放松、拉伸脖颈，可以辅助颈部保持纤长的状态。

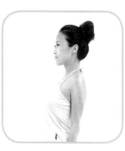

5. 练习靠墙站立

将后脑勺、肩胛骨、臀部、小腿、脚跟贴在墙上靠墙站立，同时收紧腹部和臀部，每次保持 5 分钟，这样可以帮助肩背部延展，塑造完美肩背线条。

6. 远离错误的抬头挺胸

抬头挺胸并不一定能打造美丽的肩背，正确的直立姿势是以后背为标准，也就是说"尾椎、肩胛骨、后脑勺"，连成一条与地面垂直的直线。

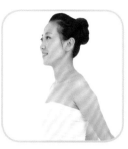

7. 不要向前探头

很多女性总是在不经意间就会把头往前伸，就这一点就已经很影响气质了。平日里自己要有意识地去收紧脖子，下巴稍微向上抬，脖颈的线条就会慢慢变得更优雅。

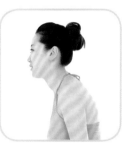

8. 避免持续单肩背包

单肩背包增加一侧负重，容易引起脊柱侧弯，这将会影响颈部线条及肩部线条，形成高低肩。

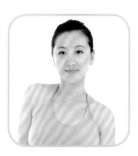

9. 穿对内衣

过紧过小的内衣不仅不利于胸部的发育，还会勒出后背赘肉哦！在内衣的购买上注意挑选调整型内衣，能很好地收住副乳及多余的肉肉。

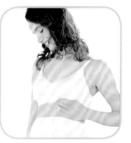

10. 腋下夹书手前伸

站直，把两本书夹在腋下，然后抬起双手，尽可能往前平举。保持这个姿势，直到手臂发酸，无法承受或书自动掉落为止。

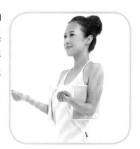

2 组高效瘦肩背动作

肩背是平时很少会运动到的部位，一旦形成脂肪就很难减掉，下面就教给大家 3 个高效瘦肩背的运动。

» 1. 弯腰撑墙：站于墙壁前，弯腰，上身平行于地面，与双腿夹角 90°，双手撑住墙面，维持 30 秒。

» 2. 交叉勾手：双手在背后上下交叉相握，肩膀向后打开。随时都可以练习，主要针对肩膀，后背赘肉肌肉锻炼，还有改善驼背的作用。

» 3. 骆驼式：跪姿，上半身后仰，直到双手触碰到脚掌。做的过程中动作一定要缓慢，坚持 15 秒。

！小心越减越胖
开肩才能越练越薄

很多女性在瘦肩背的时候，发现瑜伽动作做了很多，但是成效却不好，之后加入了大量的力量训练，肩背反而看起来更厚了，这多是因为开肩做得不到位。女性开肩不到位，虽然觉得自己是挺胸抬头的状态，但是在形体上还是会有一定的弓背扣肩的情况，这样就会使肩背部肌肉锻炼不到位，很难练出优美的肩背。

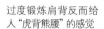

过度锻炼肩背反而给人"虎背熊腰"的感觉

避免全做力量训练

单纯靠力量训练练肩背，会导致肩背部肌肉发达，让女性的肩背部看起来更胖。

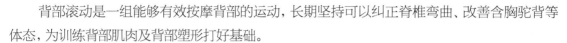

背部滚动动作，
放松唤醒背部肌肉

背部滚动是一组能够有效按摩背部的运动，长期坚持可以纠正脊椎弯曲、改善含胸驼背等体态，为训练背部肌肉及背部塑形打好基础。

这样做，效果更明显

• 保持脊椎微微弯曲：脊椎微微弯曲呈自然曲线状态，不仅可以很好地保护脊柱，还能舒展上背部。

搭配训练

• 滚动运动＋W字训练：两组运动搭配进行，每组滚动运动进行 20 次，W 字训练每次进行 15~20 组。

锻炼部位: 背部

1 仰卧于瑜伽垫上，双腿自然弯曲，双臂放于身体两侧。

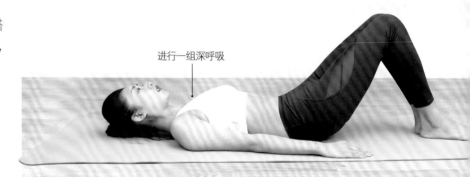

进行一组深呼吸

2 双手抱紧小腿胫骨处，将大腿尽力贴近腹部。

尽力抱住双腿，更方便滚动

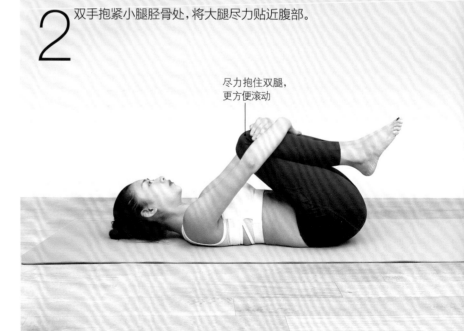

！
细节
做对不易受伤

在平地上进行：此组锻炼动作幅度较大，滚动时，应在瑜伽垫或平地上进行，以免出现摔伤情况。

3 手部抱紧小腿，颈肩及腹部肌群发力，使背部微微抬起，再下压背部，让背部在垫子上来回滚动。

4 利用来回滚动的惯性，使整个背部离开瑜伽垫，用臀部支撑身体，继续做滚动运动 3~5 分钟。

双手抱紧双膝

依靠惯性使上半身完全离垫

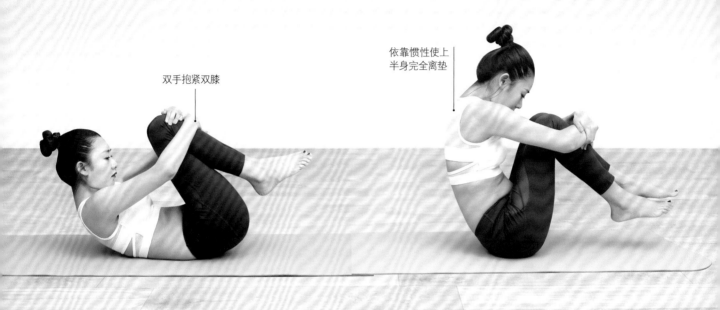

5 将泡沫轴放于后背，双手臂在胸前交叉，双手扶于两肩。

6 抬起臀部，将背部压在泡沫轴上，腿部发力，来回滚动泡沫轴，按摩背部 2~5 分钟。

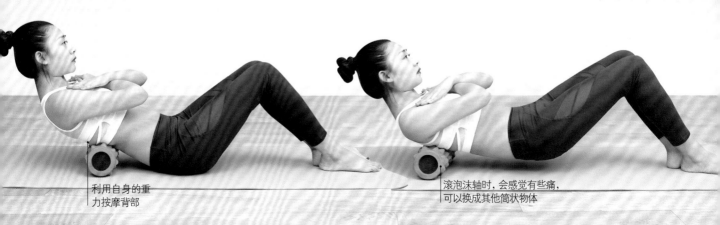

利用自身的重力按摩背部

滚泡沫轴时，会感觉有些痛，可以换成其他筒状物体

猫式运动,
舒展中美脊瘦背

　　每当猫睡醒了,总会将前腿蹬直,然后向前伸一个大大的懒腰,"猫式运动"就是模仿猫这个动作而来,帮助舒展背部及腰腹部。

这样做,效果更明显

• 配合呼吸:本运动配合呼吸可以加快淋巴系统的排毒速度,并且对痛经、经期紊乱有很好的调理效果。

搭配训练

• 猫式运动 + 手收脚收训练法:组合训练,两组运动分别进行 2~4 次,每次 1~3 组。

！
细节
做对不易受伤
　　双臂和大腿与地面垂直:在进行此套运动时,应保证支撑稳固,双臂和大腿应与地面垂直,另外,最好在防滑的瑜伽垫上进行。

锻炼部位: 舒展肩背部及腰腹部肌肉

1 跪趴在瑜伽垫上,呈四角位支撑身体,双臂、大腿垂直于地面,双臂、双腿分开约一肩宽,保持背部伸展。

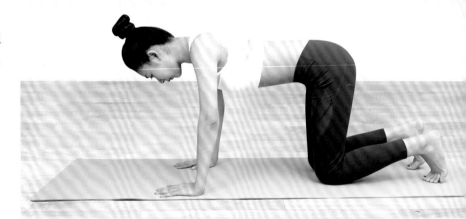

2 吸气,延展脊柱,脊椎慢慢扬起,臀部微微向上翘,腰部下沉,使背部肌肉呈收紧状态。

整个背部感受到
弯折的收紧力量

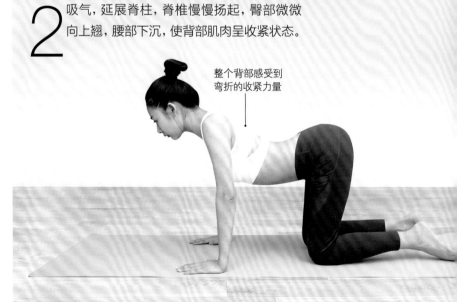

3 呼气，弓背低头，内收尾骨，使背部呈拉伸状态。

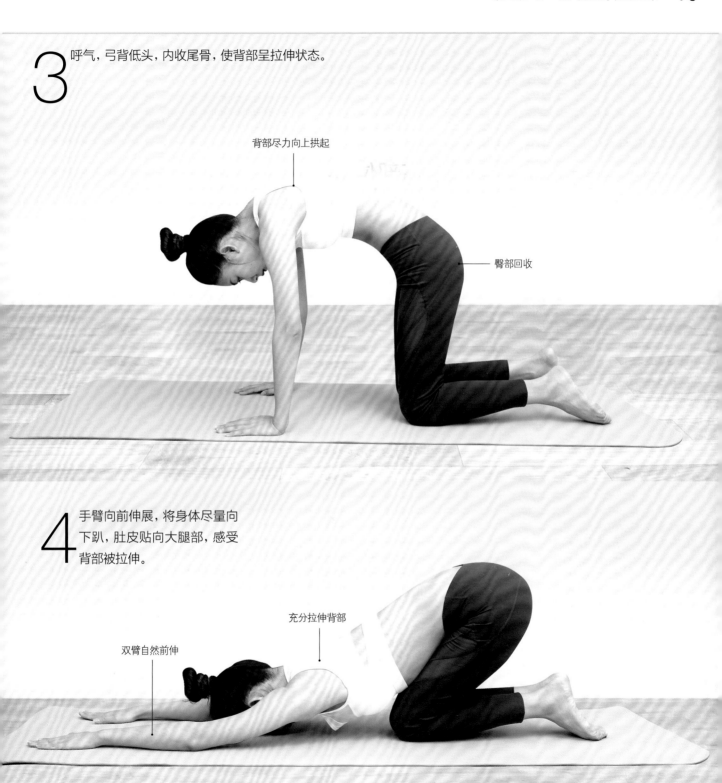

背部尽力向上拱起

臀部回收

4 手臂向前伸展，将身体尽量向下趴，肚皮贴向大腿部，感受背部被拉伸。

充分拉伸背部

双臂自然前伸

俯卧拍水运动，
带动肩部训练

　　此套运动利用手臂的上下拍动动作，带动肩部肌肉、关节进行活动，促使大臂及肩背部肌肉舒展或收紧，能有效消耗肩背部脂肪，修饰大臂线条。

锻炼部位：活动肩关节

1 身体俯卧在瑜伽垫上，手臂自然向前伸展，面部朝下，保持匀速呼吸。

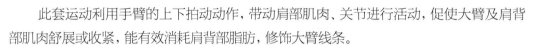

背部此时呈
放松状态

> **!** **细节**
> **做对不易受伤**
> 身体抬起幅度不宜过大：在进行运动时，上半身抬起幅度不宜过大，避免腰椎过度弯曲引发腰痛。

2 身体抬起，手臂扬起，向前伸直，胸部同时离开垫子。

手臂向前伸展

背部发力，
拉起胸部

3 通过有节奏的呼吸，两手臂交替向下拍，模拟拍水动作。

向下拍时手不
要碰到垫子

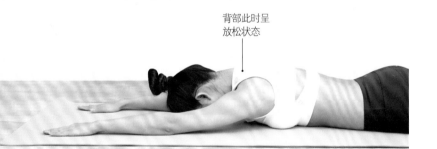

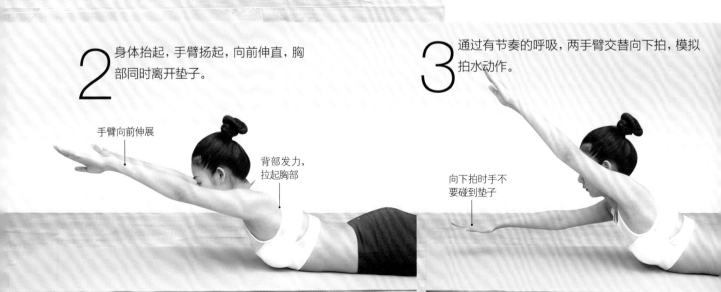

W 字训练，
消耗上背部脂肪

从外形看，W 字训练时，两手臂与身体呈 W 形，这样的体态可以拉伸到肩背部的肩胛提肌、三角肌、菱形肌等部位，是消除上背部脂肪、塑造优美的肩背形态优选动作。

锻炼部位：上背部肌肉及三角肌

1 取趴姿，双手手臂自然向前伸展，面部向下，额头放于瑜伽垫上。

这样做，效果更明显

• 大臂与身体处于同一水平状态：在收回手臂的时候，要保持大臂与背部保持在同一水平面上，这样才能更好地促使背部肌肉发力，帮助消耗背部多余脂肪。

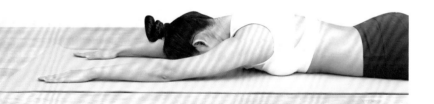

2 吸气，抬起并向前延展手臂，感受整个手臂紧绷的感觉。

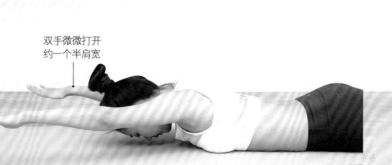

双手微微打开约一个半肩宽

3 呼气，手臂回收，使手臂呈 W 形，胸部抬起，使肩胛骨用力内收。步骤 2、步骤 3 重复 15~20 次。

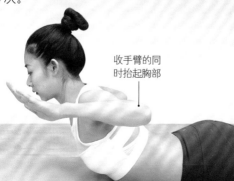

收手臂的同时抬起胸部

手抓训练，
轻松减去背部脂肪

手抓训练通过上抬手臂，促进背部肌肉舒展及伸缩，有助于消耗背部脂肪并塑造优美的背部曲线。

这样做，效果更明显

• 抓稳手肘：在进行运动时，应牢牢抓稳手肘，保持手臂平直，这样上抬才能更有效地锻炼上背部的菱形肌。

搭配训练

• 手抓训练 + 手收腿收训练法：搭配练习，每周进行 4 次，每次 3~5 组。

锻炼部位：上背部肌群

！细节 做对不易受伤

避免夹肩：在做此组动作时，应避免夹肩，否则，容易造成胸部、上臂肌肉拉伤，同时也起不到锻炼肩背的效果。

1 俯趴于瑜伽垫上，头部摆正，双手自然放松，小腿立起与地面呈 90°。

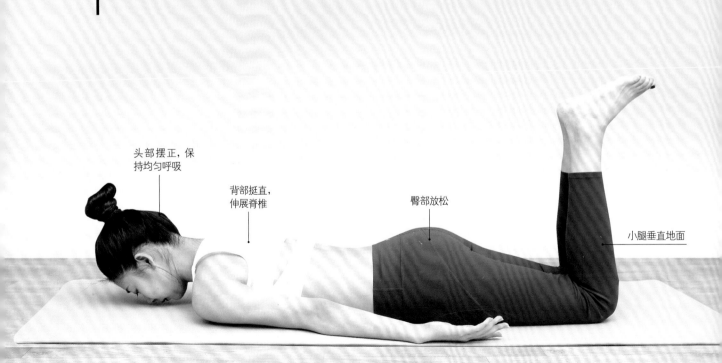

头部摆正，保持均匀呼吸

背部挺直，伸展脊椎

臀部放松

小腿垂直地面

2 双手在背后相抓，抓住对侧手肘部。

尽力使两手抓
向对侧手肘

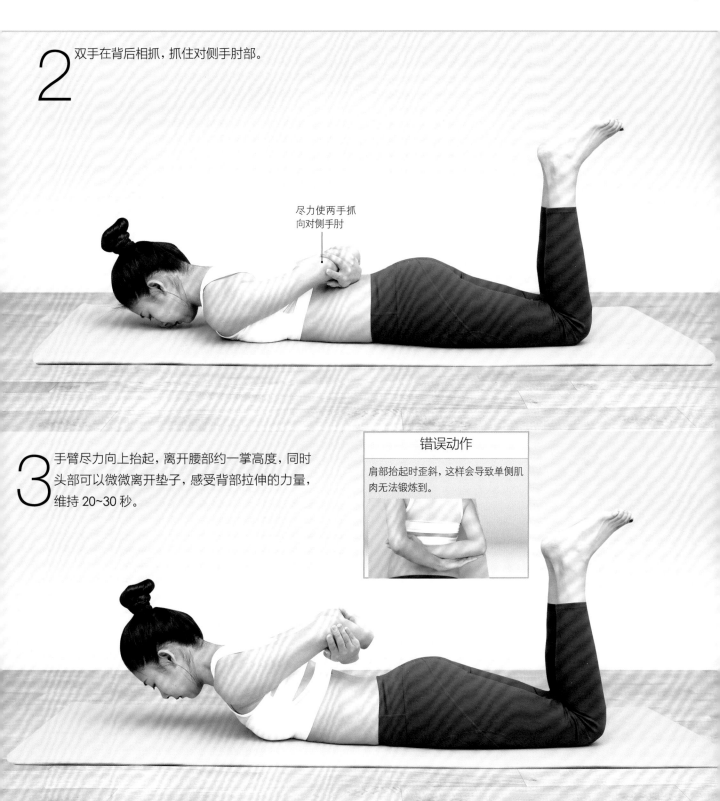

3 手臂尽力向上抬起，离开腰部约一掌高度，同时
头部可以微微离开垫子，感受背部拉伸的力量，
维持 20~30 秒。

错误动作

肩部抬起时歪斜，这样会导致单侧肌
肉无法锻炼到。

陆地游泳训练，
舒展上背部肌肉

　　模拟游泳训练是对蛙泳姿势的拆解及模拟，在运动手臂的过程中，舒展上背部及手臂肌肉，不仅有助于减去背部脂肪，还有助于优化背部线条。

这样做，效果更明显

• 保持颈椎顺直：运动过程中保持颈椎顺直，不仅能促进呼吸顺畅，还能避免颈部发力，影响肩背部锻炼效果。

搭配训练

• 陆地游泳训练 + 手抓训练：隔天进行，两组运动同样是锻炼肩部及上背部，此两组可交替进行，每天进行 1~3 次，每次 5~8 组。

**! 细节
做对不易受伤**

腹部紧贴地面：此套运动中要保持腹部放松、紧贴地面，以免过度折叠脊椎，造成腰背部酸痛问题。

锻炼部位：肩及上背部伸展

1 趴于瑜伽垫上，用腹部支撑身体，胸部微微抬起，双手掌心相对，双臂弯曲收于身前，呈蛙泳手势。

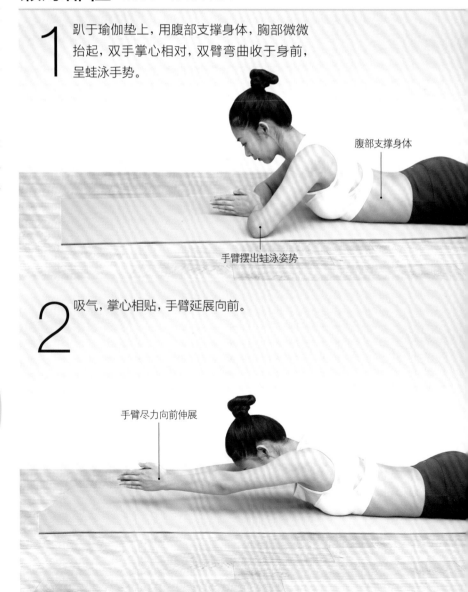

腹部支撑身体

手臂摆出蛙泳姿势

2 吸气，掌心相贴，手臂延展向前。

手臂尽力向前伸展

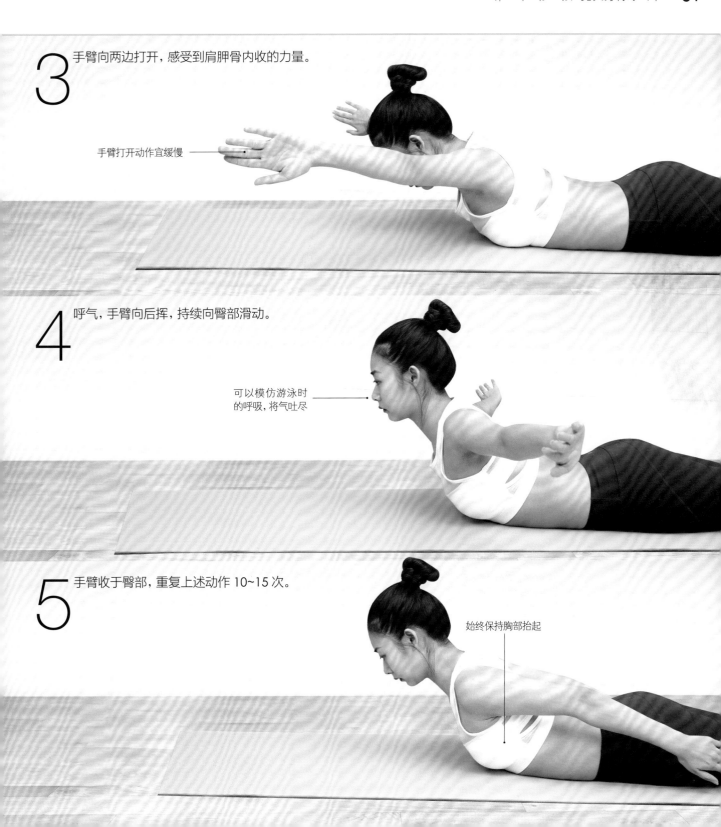

3 手臂向两边打开，感受到肩胛骨内收的力量。

手臂打开动作宜缓慢

4 呼气，手臂向后挥，持续向臀部滑动。

可以模仿游泳时的呼吸，将气吐尽

5 手臂收于臀部，重复上述动作 10~15 次。

始终保持胸部抬起

手收腿收训练法，
修饰全身背面线条

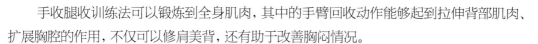

手收腿收训练法可以锻炼到全身肌肉，其中的手臂回收动作能够起到拉伸背部肌肉、扩展胸腔的作用，不仅可以修肩美背，还有助于改善胸闷情况。

这样做，效果更明显

• 脚部悬空：在进行此组运动时，宜保持脚部悬空，能够起到按摩腹部内脏及拉伸腿部肌肉的作用。

搭配训练

• 手收腿收训练法 + 四角位推地：两组运动隔天搭配进行，可以起到舒展胸部、修饰肩背的作用，每套动作每次进行 5~8 组，每组重复 10~15 遍。

> **！**
> **细节
> 做对不易受伤**
>
> 手肘不外翻：手肘外翻会导致大臂与身体出现夹角，不仅不利于锻炼，还容易导致大臂肌肉紧绷，出现损伤情况。

锻炼部位：全身肌肉

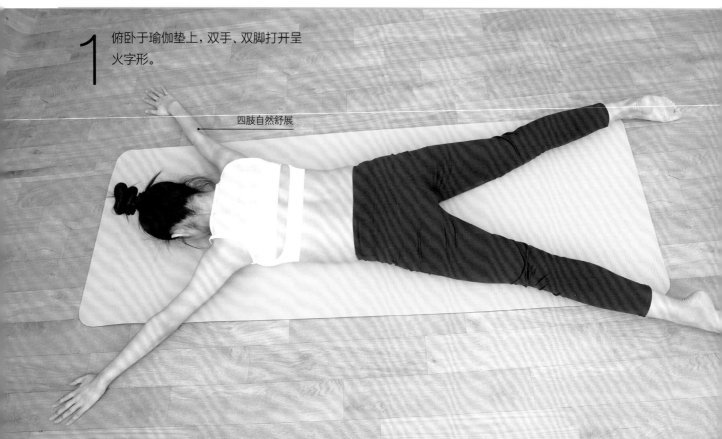

1 俯卧于瑜伽垫上，双手、双脚打开呈火字形。

四肢自然舒展

2 吸气，手臂及腿部离开垫子，手臂尽量向前伸直，两腿尽量向后蹬出。

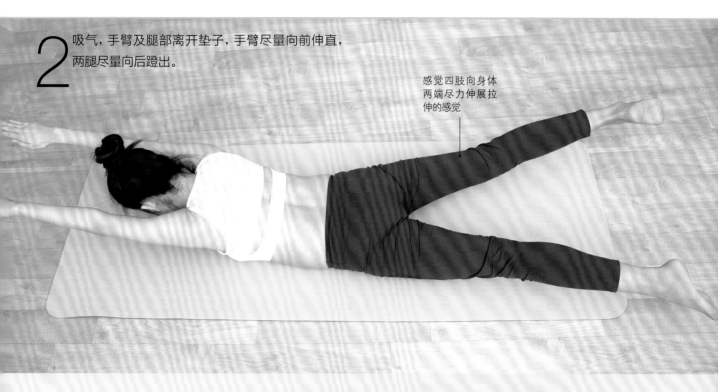

感觉四肢向身体两端尽力伸展拉伸的感觉

3 呼气，双腿并拢，手臂同时向后收紧呈 W 形，感受后背、肩胛骨及臀部肌肉收紧。

错误动作

手臂未夹紧，起不到练背的作用。

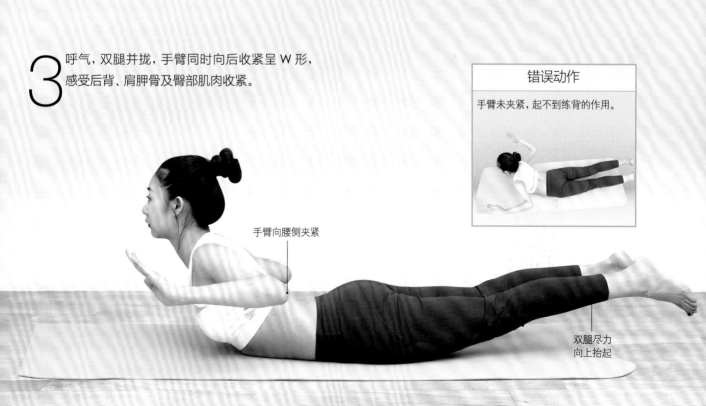

手臂向腰侧夹紧

双腿尽力向上抬起

翘臀：打造玲珑曲线的关键

臀部下垂会让你的美腿变短，臀部外扩易让你的"中部"变胖，臀部过平让你穿衣服不挺拔……看来，打造翘臀也是美丽的必修课。那就来跟我们一起挖掘翘臀小秘诀吧。

翘臀要练肌肉

臀部挺翘需要锻炼臀部肌群。

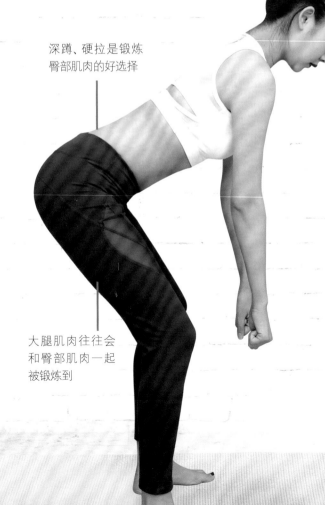

深蹲、硬拉是锻炼臀部肌肉的好选择

大腿肌肉往往会和臀部肌肉一起被锻炼到

臀部塑形原理

骨盆的状态决定臀部一部分形状，如果骨盆歪斜，臀部易受影响出现高低臀的情况；如果骨盆外旋，会导致屁股看起来很宽很胖。

臀大肌呈宽厚四边形，位于臀皮下，起自髋骨外面和骶骨背面，纤维斜向外下，覆盖大转子，止于股骨的臀肌粗隆。臀大肌是否发达，决定着腿部的丰满度。

臀中肌起于髂骨翼外面，止点于股骨大转子，臀中肌后部位于臀大肌深层，为羽状肌。臀小肌位于臀中肌的深部稍前方，也是外展髋关节的原动肌。这两组肌肉决定臀部是否挺翘。

臀部塑形方案

想要拥有丰满、挺翘的臀部，不只是增加肌肉、减去皮脂这么简单，还要先调整你的骨盆。

调整骨盆

有些女性臀部扁平是因为骨盆后倾引起的，而有些女性因为骨盆前旋后旋状态而导致臀部高低不同，这就要先调节骨盆，再进行减脂增肌的塑形训练。想要调节骨盆，除了保持日常生活的良好坐姿、站姿，还要通过调整臀腿部肌肉来帮助骨盆正位，如臀部外展肌放松、拉伸髂腰肌等动作来调节骨盆位置。

私家教练解析特殊臀型塑形

身材是否好看与臀部线条有着直接关系，臀部丰盈饱满，才能有漂亮的 S 形曲线。面对不同的臀部形态，如何打造完美臀形呢？

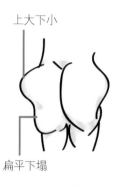

扁平形	下垂形	外扩形	V 形
不聚拢 臀部扁平无立体感	臀部周围肌肉松弛	臀部无立体感 赘肉向外扩	上大下小 扁平下塌

扁平形

导致原因：臀部肌肉不发达，臀部脂肪聚集不够。

解决方案：丰盈臀部肌肉，多做臀桥、深蹲等锻炼臀部肌肉的动作。

下垂形

导致原因：长时间蹲坐或长时间弯腰坐着，身体的重心会后移，骨盆也会随着往后移。

解决方案：强化骨盆周围的肌肉，同时刺激骨盆内部肌肉，将松弛下垂的臀部恢复到正常的样子。

外扩形

导致原因：此臀型主要出现在久坐不动的女性身上，这因为久坐后骨盆会向左右外扩，臀型也会跟着外扩、宽平。

解决方案：锻炼骨盆周围肌肉力量，同时利用绑腹带、按摩、运动等方法缩小骨盆。

V 形

导致原因：多是因为臀部脂肪和肌肉丢失或外伤引起的。

解决方案：注意增强肌肉锻炼，可以改善下垂情况。

减去皮脂

减去皮脂是为了避免让臀部堆积过多肥肉，从而导致整个臀部松弛、下垂。减去皮脂的方式应通过饮食调节，同时进行适度的运动，如健步走、蛙泳等，这样不仅可以锻炼到臀部及腿部肌肉，还有助于全身的脂肪消耗。

锻炼臀部肌肉

激活臀大肌才能使臀部变得更丰满，锻炼臀中肌、臀小肌才能使臀部更翘，那么如何系统地锻炼这三个部位的肌肉呢？

1. 热身运动：利用滚泡沫轴运动，进行臀部、大腿前侧和后侧的拉伸。

2. 激活肌肉：利用徒手深蹲运动激活臀大肌，利用站姿外展动作激活臀中肌、臀小肌，这两个动作每个进行 2 组，每组 10~15 个。

3. 正式训练：在身后放上凳子，进行 4 组深蹲，休息 15 秒，进行 4 组虎式运动及 4 组外展运动，此三个动作均为 15 个一组。

值得注意的是，在训练时，动作组间间歇尽量不要超过 1 分钟，以免影响训练效果。

练臀不用伤膝盖

很多练臀的女性都会进行下蹲的动作,也因此很多女性因为姿势不正确而导致膝盖损伤,那么除了更换动作外,如何避免损伤我们的膝盖呢?

» 重点在于你下蹲的时候,不要让膝盖超过你的脚尖,这是因为如果膝盖超过了脚尖,我们的小腿对上身的支撑力会相应减弱,增加膝盖的负重情况,引起膝盖损伤。因此,一定要采取正确的姿势进行深蹲。

做对生活小细节,臀部不平、不垂、不外扩

诱人、性感的翘臀,具有别样的风韵,轻轻扭摆的瞬间,令你的背影更具美感……可是现代女性因为久坐和缺乏运动,令臀部赘肉厚积,肌肉松弛下垂,臀部显得下塌又难看。不过如果注意生活中的小细节,改善会使臀部变形、下垂的生活习惯,有效锻炼臀部肌肉,就可以轻松塑造丰满翘臀。

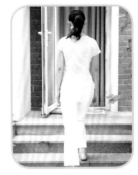

1. 利用爬楼提臀
爬楼梯可以通过抬腿、蹬腿动作练习臀大肌及臀中肌等臀部肌肉,是提臀的理想运动。女性可以在上下班的途中把握住爬楼的机会,还有利于减重降脂。

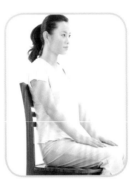

2. 养成良好坐姿
坐下时腰要挺,背后最好放护腰垫,重心往上提,这样就不会使重量全压在臀部及腹部,也可以避免屁股上长肉。

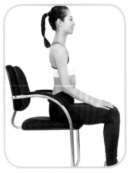

3. 坐椅子的三分之一处
瘫坐在椅子上,虽然很舒服,但这样不仅容易使脊椎受伤,还会令臀部变大。想提臀,先练好坐姿:只坐椅子的三分之一。

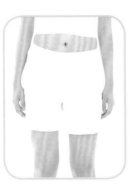

4. 内裤应合身
内裤如果太大,会使臀部缺乏足够的支撑力而下垂、外扩,而内裤太小或太紧,则会把肉肉挤出来,臀部变形在所难免。

5.不宜久站、久坐

久站、久坐，下肢血液不易回流，影响血液循环，不仅容易造成水肿、静脉曲张，而且会导致小腿粗壮，影响腿部美观。因此，要时常站起来活动一下，或做蹲起运动。

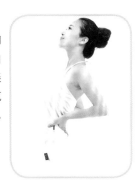

6.裤子不宜太紧

紧身牛仔裤、束身内衣等紧身衣物，都会让下身发胖。因为太紧身的服装会阻碍腿部正常运动，还会阻碍腰腿部位血液循环；短裙则会使腿部受凉，同样影响血液循环，导致脂肪堆积。

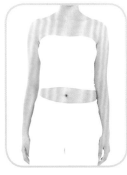

7.不宜坐柔软的椅子

经常坐质地柔软的沙发、椅子，缺少对臀部的支撑力，臀部会变得没有形且松弛下垂，所以应换成硬度适中的椅子，给予臀部相应的反作用力，间接促进肌肉紧实。

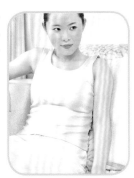

8.避免内八脚

内八站立的时候，臀部下缘肌肉正好处于松弛和下垂的状态，长期如此会导致臀部松垮下垂。

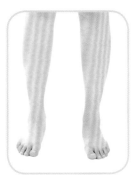

家务活也能美臀

做家务活也是一种运动，巧妙利用做家务的这段时间，也能有效锻炼臀部及腿部。手抓抹布擦地板时，别蹲在地上，而是一腿伸直，一腿屈膝并朝身后上方抬起，同时绷紧抬腿一侧的臀部，然后随着步伐来回更换左右腿。这种方式能紧致臀部肌肉，每天都练习一下，两三个月后，臀部水平位置会明显提升，同时臀部也会更丰满、更有弹性。

! 小心越减越胖
深蹲不宜做太多

深蹲能够使你的臀部有紧绷感，但这对提升臀部挺翘帮助不大。因为深蹲的下落过程会导致明显的延迟性肌肉酸痛。在起身的过程中膝伸的动作会更多，膝伸动作多是锻炼股四头肌。简单点说就是深蹲对臀部训练有刺激，但是这个训练动作更加刺激腿部。做多了深蹲这个动作后，会导致臀部还没有练翘之前，腿部围度却已经有所增加。

深蹲时腿部
肌肉更用力

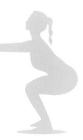

深蹲更练腿

相比于练臀，深蹲更有利于练腿，想要挺翘的臀部，应多做锻炼臀大肌的蛙式、臀桥等动作。

臀部唤醒运动，
为打造翘臀做好准备

　　臀部唤醒运动是较为轻松的一组运动，借由充分拉伸臀部肌肉，达到锻炼前热身的效果，同时，也有巩固塑形的作用，随时随地可以在家进行练习。

这样做，效果更明显

• 感受骨盆下压的感觉：感受骨盆尽力贴向地面，促进拉伸臀部肌肉。

搭配训练

• 臀部唤醒运动 + 屈腿硬拉：同天进行，每次 2~4 组。

!
细节
做对不易受伤
腿部伸直：下压的过程中，腿部应保持伸直，以免拉伤大腿部肌肉。

锻炼部位：拉伸臀部

1 四肢撑地，呈四角位跪立在瑜伽垫上，进行一组腹式呼吸。

2 双手向下压实地面，右腿向前迈进，盘于左腿前侧，保持小腿平直。

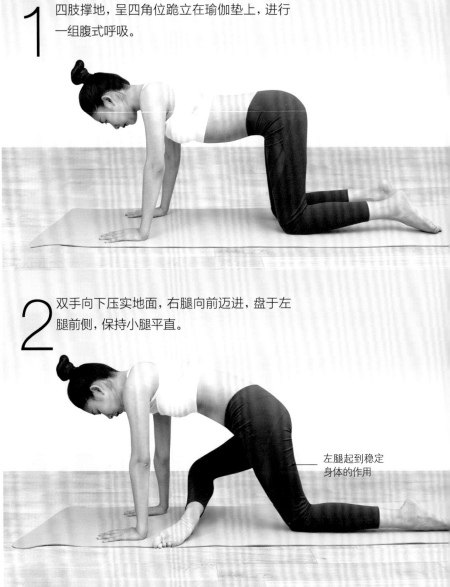

左腿起到稳定身体的作用

3 调整身体，左腿向后侧伸出，摆正骨盆，臀部下压，维持 15~30 秒，感觉到腿外侧、臀部拉伸，换另一侧进行。

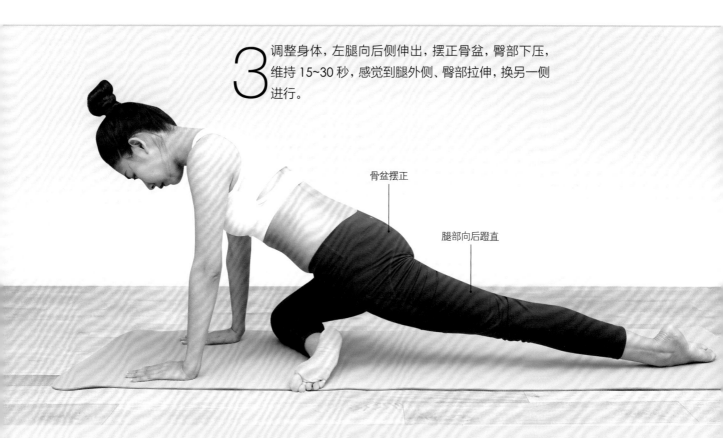

骨盆摆正

腿部向后蹬直

4 步骤 3 很好地完成后，可以将肘部支撑在身前，使身体继续下压，增强腿外部及臀部拉伸效果。

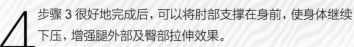

手臂及手肘压实

臀部尽力向下压

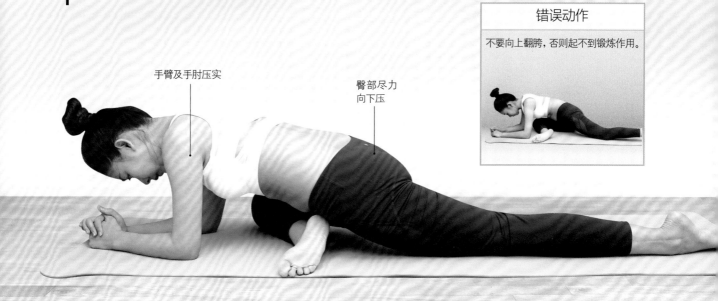

错误动作

不要向上翻胯，否则起不到锻炼作用。

虎式运动，
告别大屁股

　　虎式可以不断重复伸展和收缩臀小肌、股方肌，挤压和消除臀部多余脂肪，同时它还可以减少髋部和大腿区域的赘肉，并提高身体的控制力和平衡感。

这样做，效果更明显

• 大腿尽量贴近胸部：以完全拉伸臀部肌肉。

• 抬腿时尽力向上扬：抬起的腿要尽力向上踢，这样才能激活臀部上侧的肌肉。

搭配训练

• 虎式运动＋外展运动：此两套动作合在一起做，可提拉整个臀部肌肉，每周进行 3 次，每次 10~15 组。

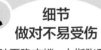

细节
做对不易受伤

四肢平稳支撑：十指张开，手指前放，向下压实地面，同时也要保持膝盖、脚面贴实地面，以保持身体平稳，避免摔倒。

锻炼部位：臀部肌肉及胯部赘肉

1 四肢支撑身体，双臂垂直于地面，双臂、双腿分开与肩同宽，保持背部伸展。

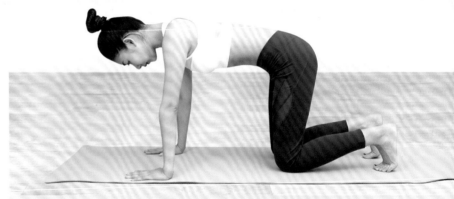

2 呼气，弯曲左膝，膝盖尽力贴向头部。

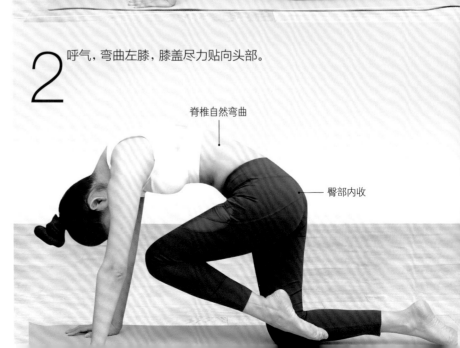

脊椎自然弯曲

臀部内收

3 吸气、仰头、塌腰、提臀，同时左腿向后蹬出，尽力抬
高左腿，使身体重心上提。

脚尽力向后蹬出

臀部上部肌肉
会感到紧绷感

错误动作

胯部外翻，臀部肌肉没有被完全拉伸。

4 换对侧练习 10~15 组。

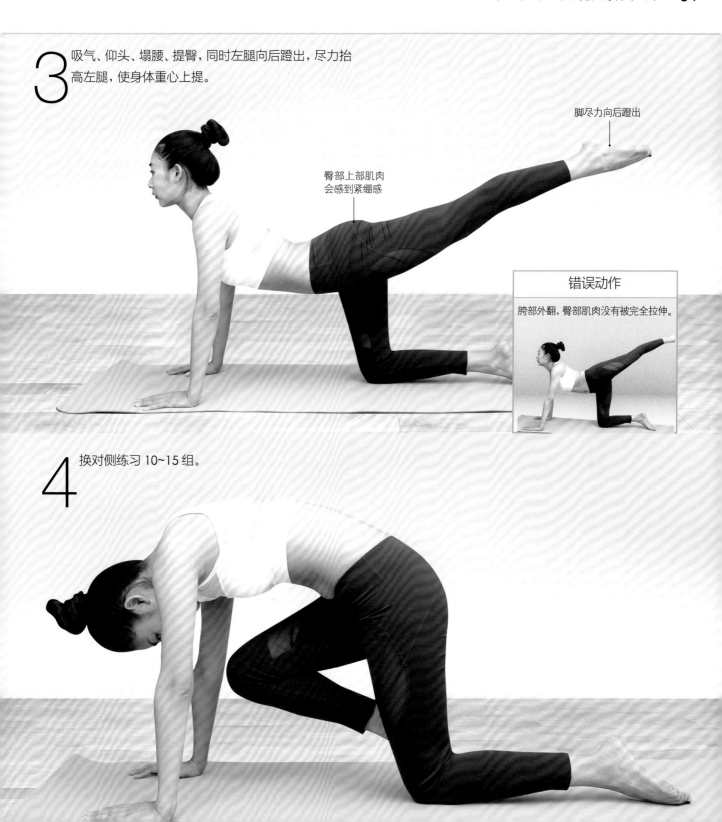

外展运动，
打造丰满翘臀

　　外展运动是悬空腿部进行的一组运动，在运动过程中，可以感觉到臀部上侧及外侧隐隐发力，这是在练习臀中肌和臀小肌，是塑造挺翘臀型的关键。

这样做，效果更明显

• 动作宜缓：腿部画圈时，应注意放缓速度，因为动作太快，腿部产生的惯性会减轻对臀部肌肉的运用，将影响臀部肌肉的塑造。

搭配训练

• 蛙式运动：外展及蛙式运动都能对臀中肌、臀小肌起到一定的锻炼作用，两组训练可以隔天交替进行，每次进行 15~20 组。

! 细节
做对不易受伤

腰部挺直：在进行此训练之时，要时刻保持腰背部挺直，不要下塌，以免引发腰酸背痛情况。

锻炼部位：臀中肌、臀小肌、下腹肌肉

1 四肢呈四角位支撑身体，双臂、双腿分开，与肩同宽，保持背部放松。

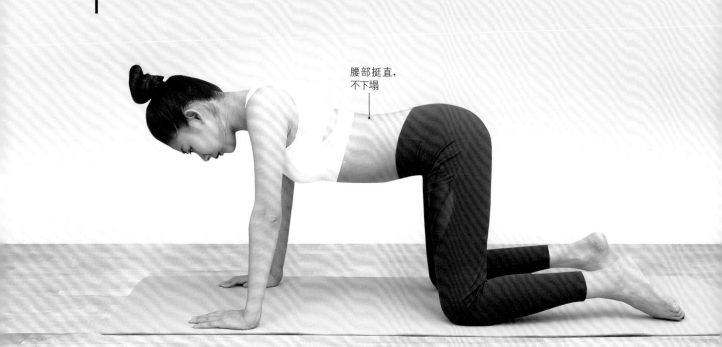

腰部挺直，不下塌

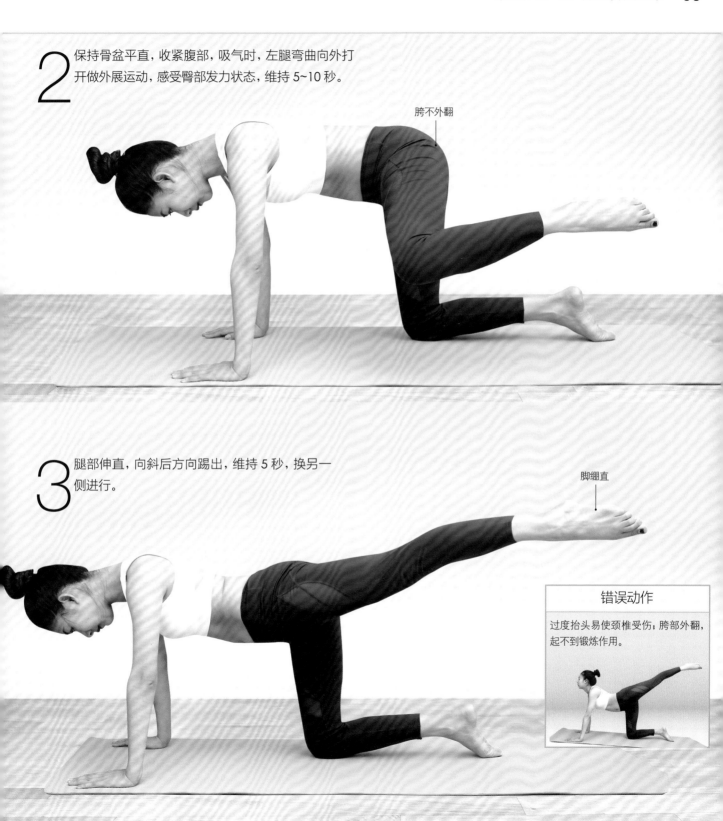

2 保持骨盆平直，收紧腹部，吸气时，左腿弯曲向外打
开做外展运动，感受臀部发力状态，维持 5~10 秒。

胯不外翻

3 腿部伸直，向斜后方向踢出，维持 5 秒，换另一
侧进行。

脚绷直

错误动作

过度抬头易使颈椎受伤；胯部外翻，
起不到锻炼作用。

骨盆转动，
轻松调节臀型

骨盆是决定臀形的关键，如果骨盆歪斜，臀部也很难拥有好看的形状，这一组骨盆转动运动，可以起到调节骨盆的作用，帮助纠正骨盆状态，有助于塑造优美臀型。

这样做，效果更明显

• 保持上身直立：在进行运动的过程中，保持上半身的直立，肩膀不要倾斜，只运动骨盆，才能起到纠正臀型的效果。

锻炼部位：骨盆、臀部塑形

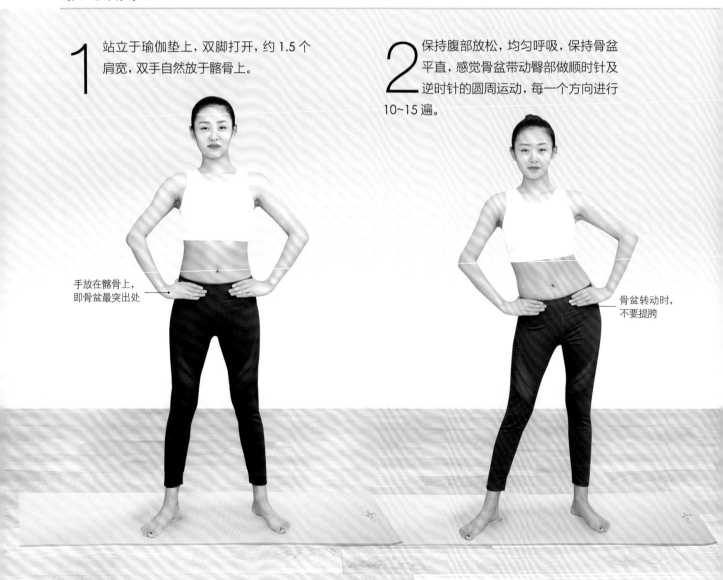

1 站立于瑜伽垫上，双脚打开，约1.5个肩宽，双手自然放于髂骨上。

手放在髂骨上，即骨盆最突出处

2 保持腹部放松，均匀呼吸，保持骨盆平直，感觉骨盆带动臀部做顺时针及逆时针的圆周运动，每一个方向进行10~15遍。

骨盆转动时，不要提胯

桥式运动，
拥有紧实臀大肌

这个体式通过抬起臀部和骨盆，来对臀部进行锻炼，同时也是对腹部及腿部进行拉伸训练，使腰部、腹部、背部、臀部的肌肉得到强化。

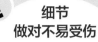

细节
做对不易受伤

肩部不要离开瑜伽垫：简易的桥式几乎适合所有人，但练习时也要注意肩膀不要离开垫子，以免颈部受到太大的压力。

锻炼部位：臀大肌及背部肌肉

1 取仰卧姿，双手手臂自然放于身体两侧，掌心向下，确保骨盆及颈椎呈中立位，双膝弯曲两脚并拢。

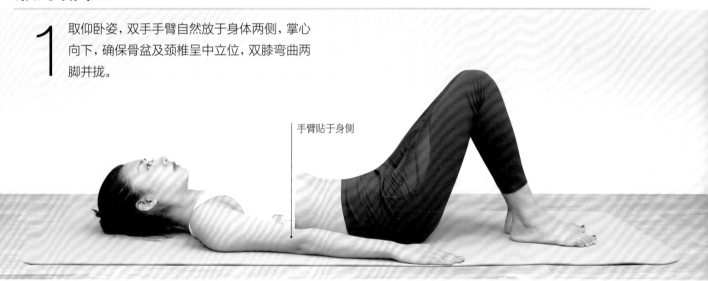

手臂贴于身侧

2 肩膀、手臂贴实地面，骨盆向上顶起，使腿部与胸部呈一条直线，感受臀部收紧的力量，维持 15~20 秒。

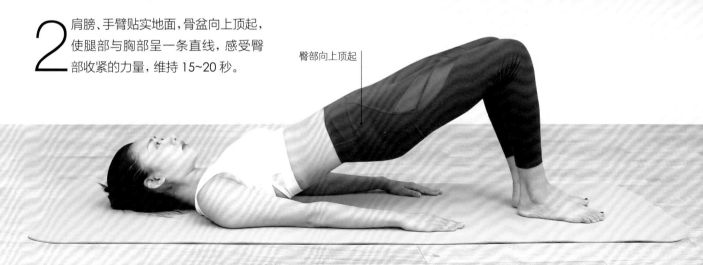

臀部向上顶起

桥式进阶运动，
提升臀部及上半身肌肉

桥式进阶运动中，身体的两端同时接触瑜伽垫，身体躯干拱向瑜伽垫上方宽阔的区域，延展臀部的同时，可以起到延展肩背、打开胸腔的作用，有助于身体躯干的血液循环。

这样做，效果更明显

• 双膝打开与胯同宽：在进行桥式运动时，将双膝打开与胯同宽，能使臀大肌及臀中肌发力。

• 骨盆用力抬高：进行动作时应该用骨盆力量将臀部抬起，不要向肩部、腿部借力。

搭配训练

• 搭配桥式运动：同天进行，根据自身情况进行进阶运动，每天进行 3 组，每组 5~8 次。

• 桥式进阶运动 + 硬拉：隔天进行，起到巩固锻炼臀部效果，每次进行组合练习时，两套运动各进行 5 组。

锻炼部位：臀部、背部及胸部

1 保持基础桥式运动前的准备姿势，双膝分开约两肩宽，保持一组呼吸。

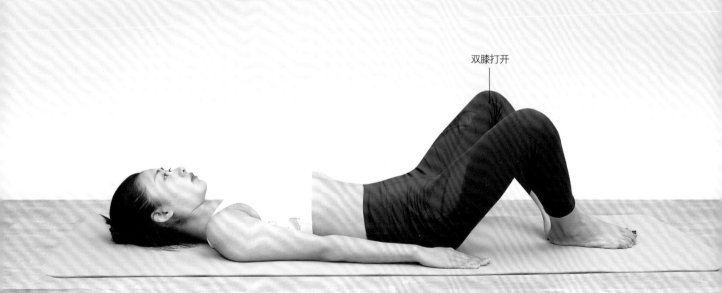

双膝打开

2 吸气时，骨盆向上顶起，膝盖保持分开状态，感受臀部更为强烈的收紧的力量，维持 10~15 秒，呼气，慢慢落回垫子上。

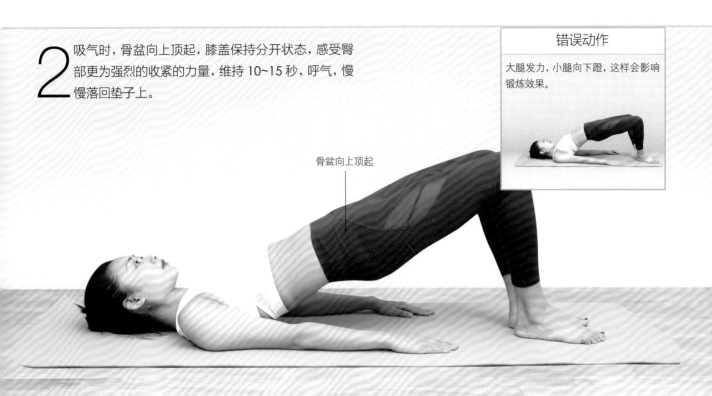

骨盆向上顶起

错误动作

大腿发力，小腿向下蹬，这样会影响锻炼效果。

3 在上述动作可以轻松完成的基础上，尽自己所能向上抬起臀部，腰部尽力抬高，肩部不离开垫子，但要注意保护颈椎，颈部避免过度弯折，保证能够顺畅呼吸。

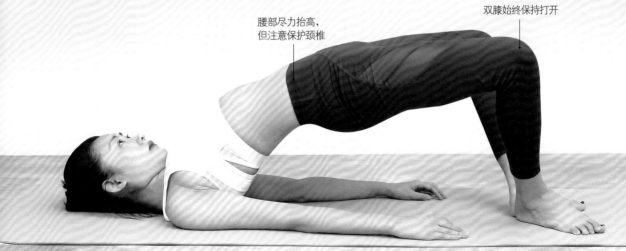

腰部尽力抬高，
但注意保护颈椎

双膝始终保持打开

蚌式运动，
雕刻靓丽翘臀

　　蚌式运动虽然简单，但可以锻炼到臀部深层肌肉，有助于打造翘臀、雕塑臀形，减少骨盆区域赘肉。

这样做，效果更明显

• 不翻胯：进行蚌式运动时，要用臀部的力量打开大腿，胯部不要向后翻，否则起不到锻炼的作用。

！
细节
做对不易受伤
运动前要热身：蚌式运动时能够感觉到腿部和臀部的肌肉用力较多，运动前要提前热身，可以有效预防肌肉拉伤。

锻炼部位：臀中肌、臀小肌

1 侧卧，右手臂向前伸直，头部放于大臂上，左手臂弯曲，左手扶于胸前地面，屈双膝约呈 90°，保证后脑、双肩、双臀、双脚脚跟放在一个平面上。

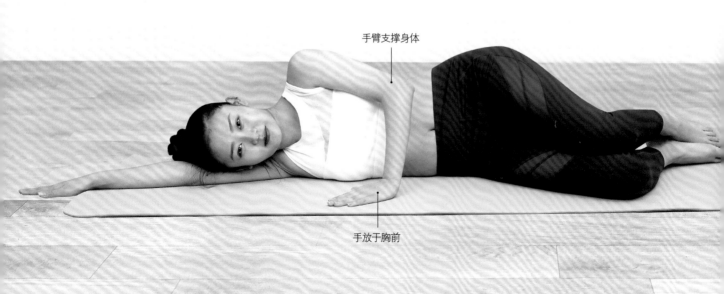

手臂支撑身体

手放于胸前

错误动作

髂骨外翻、膝盖张开过大，起不到锻炼作用。

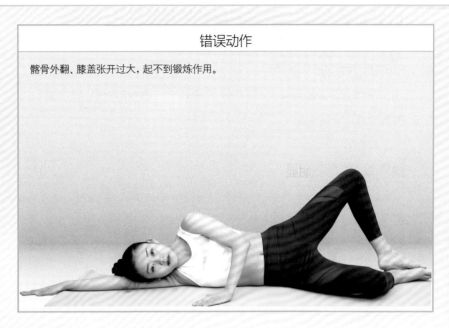

2 呼气，髋关节水平外旋，向上抬起膝盖，模仿张开的
河蚌，保持 15 秒，吸气时恢复到初始状态。

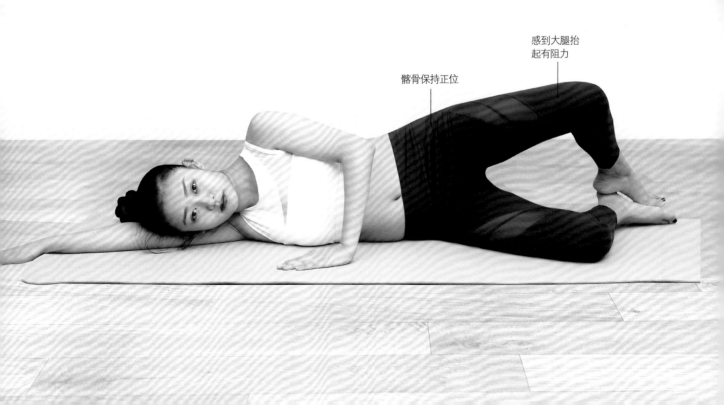

感到大腿抬
起有阻力

髂骨保持正位

蚌式进阶运动，
塑造翘臀

当基本蚌式可以很好地完成后，就可以开始做蚌式的进阶运动。进阶运动需要将臀部悬空，对臀部力量的要求更大，塑造翘臀的效果也就更加显著。

这样做，效果更明显

• 骨盆始终垂直于地面：无论是基础蚌式，还是蚌式进阶运动，在开合腿部和顶胯上提的过程中，骨盆都应垂直于地面，不要外翻、内旋，更不要向前顶出胯部，这样才能起到锻炼的作用。

搭配训练
• 蚌式进阶运动 + 外展运动：同天进行，两组动作各进行 5 组，每组 10~15 次。

! 细节
做对不易受伤

小臂与身体呈垂直状态：小臂与大臂呈垂直状态，同时小臂与身体呈垂直方向，这样才能给身体稳定的支撑力，不会造成因支撑力不足而摔伤的情况。

锻炼部位：臀中肌及胯外展肌

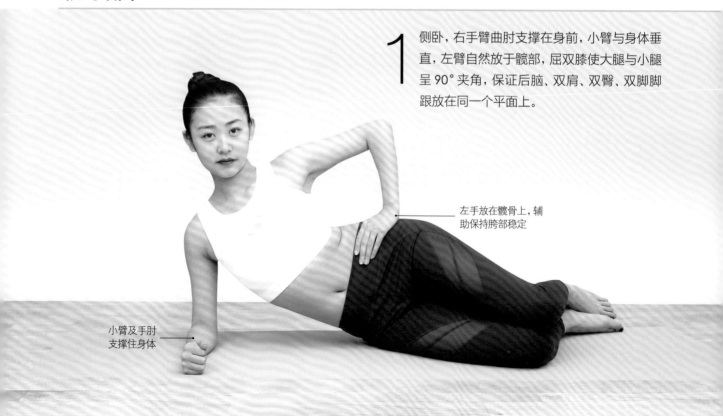

1 侧卧，右手臂曲肘支撑在身前，小臂与身体垂直，左臂自然放于髋部，屈双膝使大腿与小腿呈 90°夹角，保证后脑、双肩、双臀、双脚脚跟放在同一个平面上。

左手放在髋骨上，辅助保持胯部稳定

小臂及手肘支撑住身体

2 呼气，髋关节水平外旋，向上抬起左膝盖，模仿张开
的河蚌，保持 15 秒。

错误动作

骨盆后翻、手臂支撑不稳。

用臀部力量
带动腿部

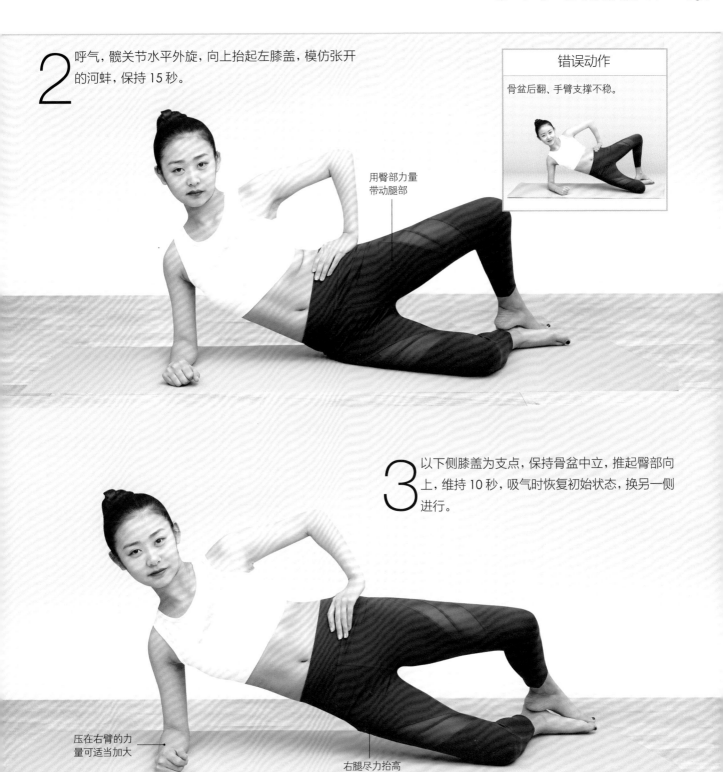

3 以下侧膝盖为支点，保持骨盆中立，推起臀部向
上，维持 10 秒，吸气时恢复初始状态，换另一侧
进行。

压在右臂的力
量可适当加大

右腿尽力抬高

屈腿硬拉，
巩固翘臀

　　屈腿硬拉是健身中常见的体式，是锻炼背部、臀大肌和腿部肌群的常用动作。

锻炼部位：臀大肌

这样做，效果更明显

• 增加负重：在训练的过程中，可以增加一些负重，如小哑铃、水瓶等小道具，效果更明显。

搭配训练

• 屈腿硬拉 + 桥式：每周可进行三四次，每次各组动作进行 5~8 次。

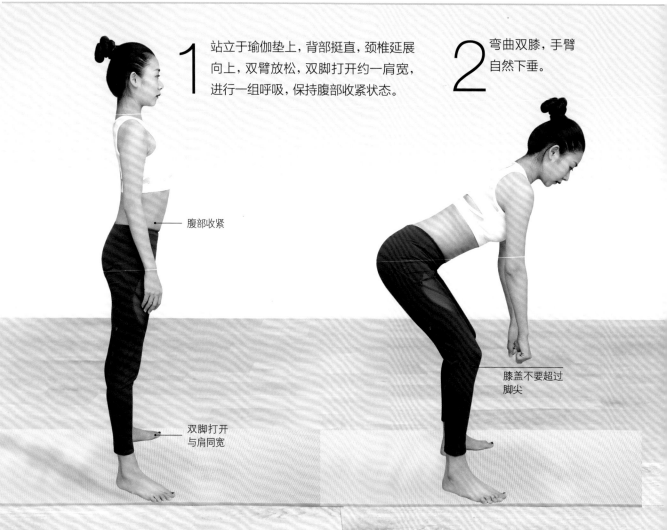

1 站立于瑜伽垫上，背部挺直，颈椎延展向上，双臂放松，双脚打开约一肩宽，进行一组呼吸，保持腹部收紧状态。

腹部收紧

双脚打开与肩同宽

2 弯曲双膝，手臂自然下垂。

膝盖不要超过脚尖

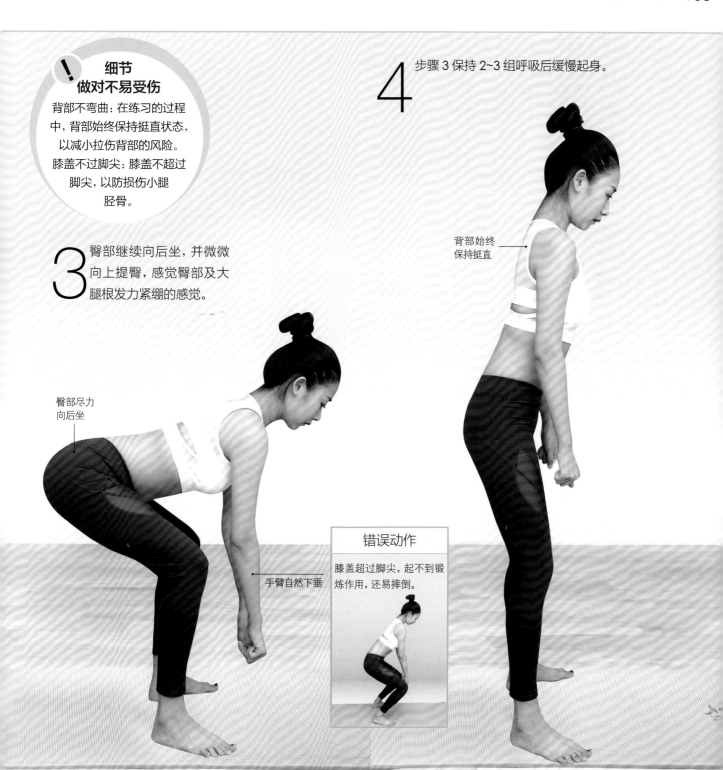

！细节
做对不易受伤

背部不弯曲：在练习的过程中，背部始终保持挺直状态，以减小拉伤背部的风险。

膝盖不过脚尖：膝盖不超过脚尖，以防损伤小腿胫骨。

3 臀部继续向后坐，并微微向上提臀，感觉臀部及大腿根发力紧绷的感觉。

臀部尽力向后坐

手臂自然下垂

4 步骤 3 保持 2~3 组呼吸后缓慢起身。

背部始终保持挺直

错误动作

膝盖超过脚尖，起不到锻炼作用，还易摔倒。

天鹅颈：奥黛丽·赫本式优雅你也可以有

想拥有细长直的天鹅颈并不难，通过调整生活体态、纠正脊柱状态、打造颈肩部肌肉，你一样可以拥有芭蕾舞演员一样的优美颈部。

给颈部减负

避免经常低头玩手机，给颈部减负都是打造天鹅颈的秘诀。

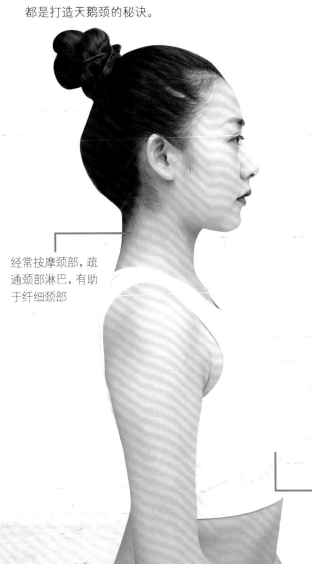

经常按摩颈部，疏通颈部淋巴，有助于纤细颈部

锻炼颈部，也有助于美化胸部线条

颈部塑形原理

颈部的塑形原理与我们的颈部结构是密不可分的，因此，想要打造优美的颈部线条，就要从颈椎形态、斜方肌锻炼、皮肤护理三方面进行塑形。

颈椎

颈椎是决定脖颈形态的关键因素，大部分的颈部问题都与颈椎形态有关，而颈椎的形态受生活习惯的影响较大，平时应注意纠正不良生活习惯，以防颈椎变形。如果长时间低头看手机，女性的脖颈就会呈现向前探出的姿态，还会形成颈后大包。

斜方肌

斜方肌是很多女性忽略的肌肉，但它与我们的形象息息相关，如果斜方肌过度发达，则会显得脖子粗短，且在视觉上给人壮实的感觉。

皮肤

皮肤护理也是美化颈部的重要一环，因为如果颈部皮肤松弛，不仅颈部线条不会漂亮，还比较显老。女性可以在洗脸、护肤的同时，有意识地按摩颈部皮肤，有助于改善皮肤的状态。

颈部塑形方案

拥有天鹅般的美颈是每一个爱美女性的梦想，下面几个简单的动作就能帮助你保持颈部优美的形态。

前后左右动动头

用颈部力量支撑脖颈伸直伸长，然后双手交叉抱头。两手用力向前方压头，颈部则反方向用力，待头部被压至胸前时，稍停。接着颈部用力把头部往后仰，同时双手施以反作用力，仰至极点时，稍停。以同样的方式，再把头部往左、往右按。前后左右动头能够消解颈部多余脂肪，拉开已经形成的难看肉褶，使颈部修长健美。

像天鹅那样伸伸颈

保持肩膀不动，只将颈部尽可能地往上、往前伸，在最远处保持6秒钟，然后慢慢把下巴往下拉至颈部，同样保持6秒钟，最后放松。此动作能有效预防双下巴的产生；如果已经形成了双下巴，这个动作还能分解消除下巴上的脂肪。

学眼镜蛇抬头

俯卧在垫子上，额头与地面接触。双腿打开与肩部同宽，双手撑在肩膀的两侧，呼气。吸气，慢慢抬起头部、胸部、上身，使上半身尤其是头部用力向后弯曲，保持这个姿势静止不动，开始做面部运动——张开嘴巴，睁大眼睛向斜后方看，呼气，5秒钟后还原，再重复做一遍。

这个像眼镜蛇一样的动作会大力刺激和拉伸脖颈与下巴的肌肉，刻画出迷人的颈部和下巴线条，给人鲜明清晰的印象。

私家教练解析颈后大包塑形

颈后大包不仅影响美观，还会造成颈肩部肌肉紧张，进而产生头痛，甚至会影响交感神经，诱发头晕、失眠、心律不齐等问题。

颈后大包

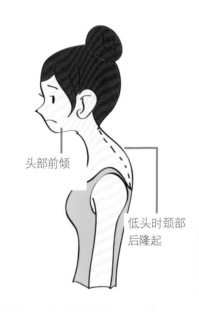

头部前倾

低头时颈部后隆起

导致原因：颈后大包一般是日常体态不当引起的，勾头、探头、圆肩驼背等不良姿势最容易形成颈后大包，脊椎弯曲后此处也会堆积脂肪，加重颈后大包情况。

解决方案：纠正头前倾和含胸驼背的生活习惯，应主动进行减脂运动，避免颈后脂肪堆积，压迫颈椎，加重颈后大包情况。

私家教练带你消灭粗脖子

用冰冻盐水敷颈

用半盆水、3勺盐配成低浓度盐水，然后将盐水冻成冰块，裹在毛巾里，在脖颈处上下前后地画小圈冷敷。这种方法能使颈部的"火气"和"脾气"快速被"驱逐出境"，坚持使用3~7天，因为上火、劳累、水肿等造成的粗脖颈现象就会消失。

零受伤

不要让颈部处于疲劳状态

颈部肌肉有拉紧颈部皮肤、使头部左右转动或前屈后仰的作用，长时间保持同一个姿势，会使颈部肌肉紧张疲劳，这可能会导致颈部受伤。

此时应注意做一些摆头、转头、拉伸颈部的动作，动作幅度不宜过大，动作速度也不宜过快。

做完颈部活动后，紧绷肌肉会有所缓解，颈部的韧带也能够变得松弛，可以预防颈部扭伤、疼痛等问题。

做对生活小细节，
轻松拥有纤长脖颈

颈部是女人凸显气质的重要标志之一。颈部优美的线条、细嫩的肌肤，都会让女性更加美丽迷人。因此，许多爱美的女性对颈部的保养尤为重视，要维持颈部纤长的姿态，又要抵抗颈部皮肤的老化，让这份美丽保持得更加长久。

优雅迷人的天鹅颈并非遥不可及，也并非必须经过"九九八十一难"才能拥有，按按揉揉、抬抬头、伸伸舌都可能减去婴儿肥、抚平双下巴并拉长美颈。

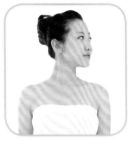

1. 左右摆头
长时间保持一个姿势，颈部会非常僵硬，可以不时做做左右摆头动作，放松紧张的斜方肌，是保持优美颈部的好方法。

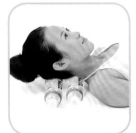

2. 头枕空饮料瓶
找两个大小、形状都相同的普通饮料瓶，将瓶子方向摆一致后，缠上宽宽的松紧带。躺下来，枕在饮料瓶上，枕之前把两个瓶子中间拉开一些，以便把后脑勺放进去略微夹住，以放松颈部肌肉。

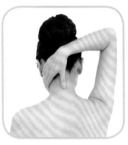

3. 泡澡时按摩颈部
泡澡十几分钟后，皮肤开始发热，这正是血液循环最快的时候。趁此机会伸手握住颈部，螺旋状往斜下方按摩，重复多次，能够促进代谢和脂肪分解。

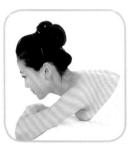

4. 抬头运动
趴在床上，让头部露出床边。先让头下垂，使颈部尽量放松，然后颈部用力将头向上抬起（肩膀别抬起），到最高点时停留3秒钟，然后慢慢还原。这样可以锻炼和拉伸颈部肌肉，使颈部纤长。

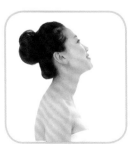

5. 向上延展颈部
经常使颈部肌肉处在某种状态，时间长了它就会将这种状态固定。所以，站立、行走、坐着时你都可以有意识地提醒自己伸长、伸直脖颈。这样，整体的形象气质立刻就会提升许多。

6. 不睡高枕头

高枕头容易使颈部处于弯曲状态，很容易导致脊柱弯曲，影响颈部形态，更易"滋生"颈纹，所以尽量使用低矮柔软的枕头。

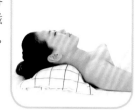

7. 不做"低头族"

长时间低头不仅更易形成颈部皱纹，还容易使后颈肌肉长时间保持紧绷状态，引发颈部变形、颈椎疼痛等问题。

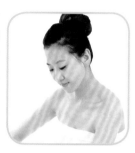

8. 少侧睡、趴睡

侧睡或者趴着睡都会挤压脖子肌肤，时间久也会产生颈纹。而仰睡可以减少这种情况的产生。

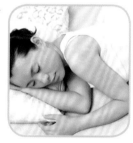

9. 头部过度前伸

头部过度前伸一般会出现在开车、用电脑等坐姿情况下，如果头部过度前伸，颈椎容易形成前倾态势，不仅影响颈部形态，也容易引发颈后大包问题。

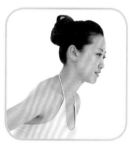

10. 不宜耸肩驼背

耸肩驼背不仅容易导致肩膀疲惫，也会造成颈部长度在视觉上有所缩短，气质会大打折扣。

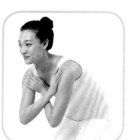

美体标准

练就美丽天鹅颈

天鹅颈是我们经常提到的一种颈部优美的形态，长、直、光滑是天鹅颈的三大特点。

» **长**：脖子的长度是变不了了，但可以通过消除双下巴、斜方肌，让脖子看起来更长。

» **直**：这其实是体态问题，颈部直就代表着无论是坐姿、站姿，都不应该出现驼背、脖子前伸等明显弯曲体态，可以通过锻炼背部肌肉力量来改善。

» **光滑**：有没有颈纹是判断颈部是否漂亮的重要条件，平时应注意颈部的保湿工作，可以用一些带有保湿功能的护体油。

！ 小心越减越胖

脖子粗可能是淋巴系统不好

　　有些女性的脖子较粗，但其实并不是颈部堆积了过多的脂肪，而是颈部的淋巴循环不通畅导致的，这时候如果盲目地拉伸颈部肌肉、调节体态，对颈部塑形是没有帮助的，反而会影响身体的代谢情况。如果是因为淋巴系统不通畅，应采取按摩的方式疏通淋巴。较为简单的方式是抬高颈部，双手并拢，交替从颈部的下端推向下颌部位。

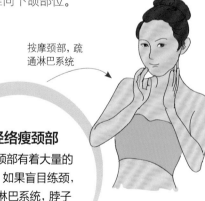

按摩颈部，疏通淋巴系统

通经络瘦颈部

女性的颈部有着大量的淋巴腺，如果盲目练颈，不疏通淋巴系统，脖子只会越来越粗。

颈部穴位按摩，
唤醒天鹅美颈

很多女人都希望拥有奥黛丽·赫本式的优雅天鹅颈，其实打造天鹅颈并不难，在进行颈部训练之前，进行适度的颈部按摩是有效提升锻炼效果的唤醒动作。

这样做，效果更明显

• 提前温暖手部：用手指及手掌按摩颈部，按摩力度较为适宜，在按摩之前，提前温暖手部，可以起到热敷的作用。

• 借助工具：在进行穴位疏通后，可以借助一些道具，如瑜伽轴、擀面杖等对颈部进行滚动按摩，更省力。

搭配训练

• 颈部穴位按摩 + 淋巴疏通：每日早晚进行，每次 3 组，每组 15 次。

! 细节
做对不易受伤
感觉疼痛时应注意：这套按摩以疏通为主，按摩时，疼痛加重且难以忍受，应减轻力度或立即停止。

锻炼部位: 颈部穴位

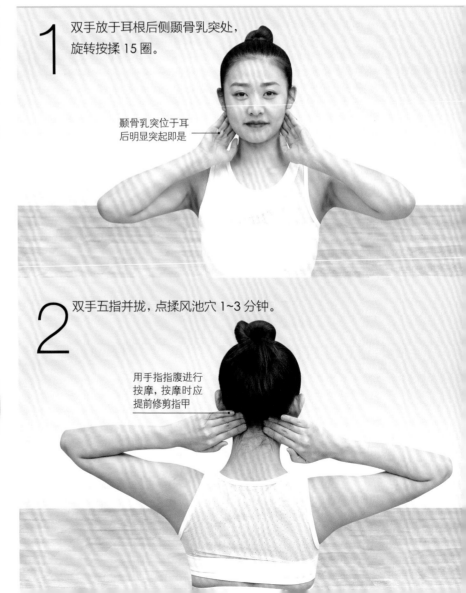

1 双手放于耳根后侧颞骨乳突处，旋转按揉 15 圈。

颞骨乳突位于耳后明显突起即是

2 双手五指并拢，点揉风池穴 1~3 分钟。

用手指指腹进行按摩，按摩时应提前修剪指甲

3 由耳根后部向肩膀方向由上至下做拉伸按摩，进行10~15次。

4 用双手沿斜方肌（即肩膀最高处），由脖颈向肩膀方向进行5~10次推揉按摩。

5 将泡沫轴放于颈侧，在颈部及肩膀处来回滚动，左右两侧分别滚动12~15次。

6 将泡沫轴放于颈后，上下来回滚动15~20次，感觉到颈部微微发热即可。

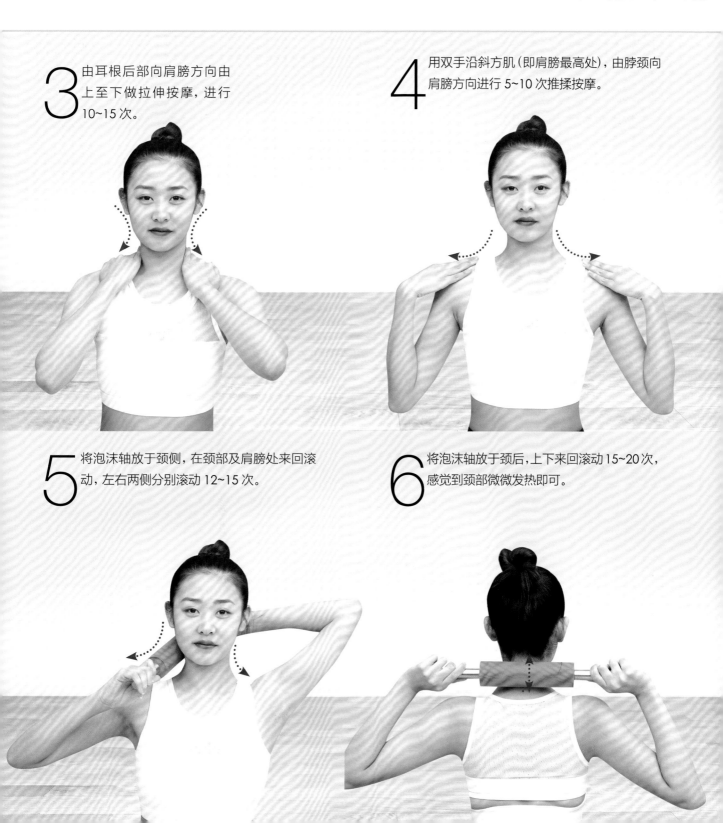

肩颈淋巴疏通，
提升天鹅颈训练效果

　　肩颈部是淋巴汇集的一大关键部位，进行适度的按摩，不仅有助于淋巴排毒，还能起到肩颈部塑形的作用。

这样做，效果更明显

• 每天坚持进行：淋巴疏通很简单，可以随时随地进行，每天坚持按摩，对疏通淋巴、维持颈部纤细有很大帮助。

锻炼部位：肩颈部淋巴系统

1 手指五指并拢，放于下颌角下侧的脖颈处轻轻按揉 3~5 圈。

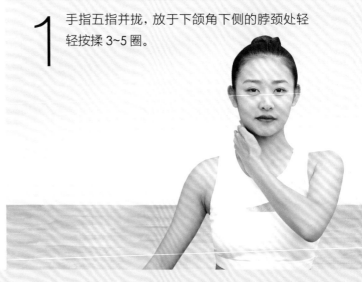

2 找到锁骨窝处进行 3~5 组推按，再从颈部由上至下向锁骨处进行滑动按摩。

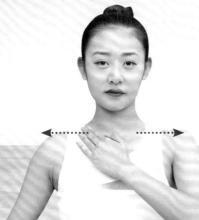

3 再由锁骨处向腋下极泉穴方向滑动。

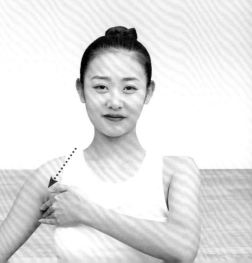

转头运动，
拉伸改善颈部姿态

转头运动有助于拉伸颈部、塑造优美的颈部形态，同时，它也能起到放松颈部肌肉的作用，适合上班族在工作间歇进行。

！
细节做对不易受伤

动作宜慢：转头运动的动作宜慢，感受到颈部被拉伸的状态，但不宜太过用力、运动过快，以防引起头晕。

锻炼部位：放松颈部肌肉

1 坐姿，背部挺直向上，双肩自然放下，手放于腿上，保持头部正位，眼睛正视前方，下颌微收，维持均匀呼吸。

2 保持肩膀放松下沉，吸气抬头向后，感受到颈部前方拉伸感觉，呼气时回归第1步坐姿。再吸气时，低头，用下颌去找胸腔方向，感受拉伸颈部后侧力量，呼气时回位。

3 吸气，头部向左转动，头部与肩平行，呼气时回归正位，进行反方向练习。

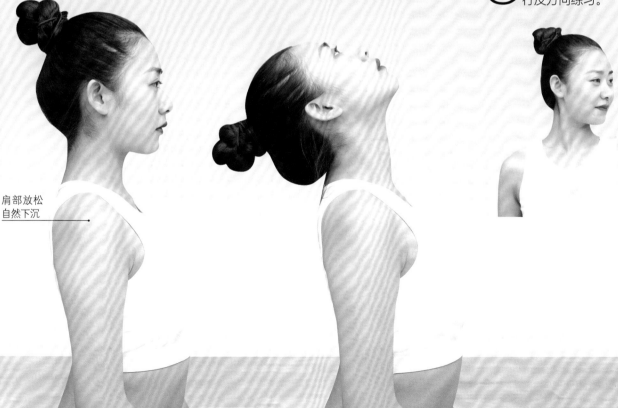

肩部放松
自然下沉

颈部舒展运动，
拉伸优美曲线

颈部舒展运动可以通过简单的动作，有效侧向拉伸颈部两侧，有助于舒展颈部两侧肌肉，达到塑造优美颈部线条的目的。

锻炼部位：颈侧肌群、斜方肌

1 采取跪姿或坐姿，背部挺直向上，保持脖颈中立位，颈椎感觉到向上延展的力量，双臂及肩部自然放松下垂。

2 保持肩膀平直不动，避免耸肩，慢慢将头部向右侧下压，头部努力去找右肩，感觉到左侧颈部的拉伸感，维持5~10秒。

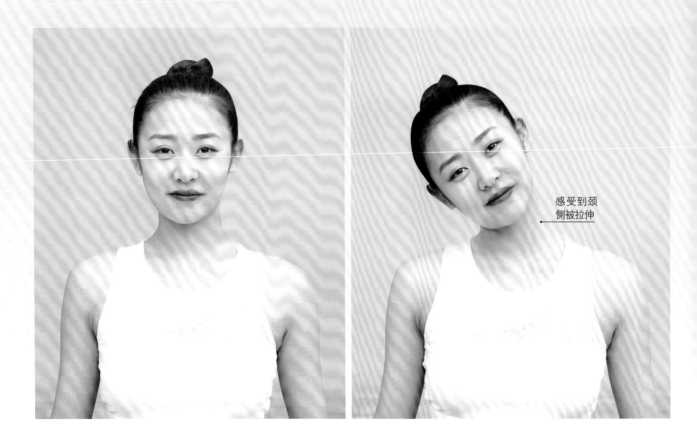

感受到颈侧被拉伸

这样做，效果更明显

• 下巴尽力贴近肩膀：在进行转头的过程中，尽力用下巴去找肩膀，实现斜方肌、胸锁乳突肌的拉伸及收缩。

搭配训练

• 颈部舒展运动 + 头手对抗训练：两组运动隔天进行，每次进行 3~5 组，每组 15 次。

！ 细节做对不易受伤

保持上身正直向上：在进行此组动作时，应时刻保持上身正直向上，保持脊柱正直，以免导致脊柱歪斜。

3 慢慢转动头部，让下颌找到右肩方向，感觉左颈前段肌肉被充分拉伸，维持 5 秒左右。

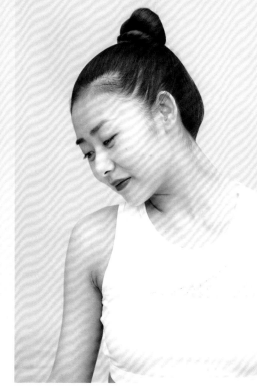

4 摆正回位，换方向练习。

错误动作

头部尽力贴近肩部，但不宜耸肩。

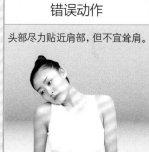

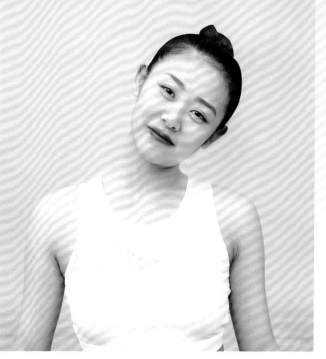

头手对抗训练，
改善不良体态

　　头手对抗训练是通过对抗力来锻炼颈部肌群的，是一组可以随时随地进行的简便颈部拉伸动作。

这样做，效果更明显

• 颈部发力向后顶手：进行头手对抗训练的时候，要注意发力点应在颈部，不要后仰头部，保持头部挺直向上，用颈部的力量压向手掌。

• 感觉到手臂发力：头手对抗训练时，双手需要给颈部肌肉向前的阻力，阻力越大，越能锻炼到颈部，同时，也能有效提拉胸型、减去手臂赘肉。

搭配训练

• 头手对抗训练 + 转头运动：每日早晚各进行 1 组，每组 15 次，可以有效锻炼及放松颈部肌肉。

细节
做对不易受伤

头部不要后仰：头手对抗训练应注意头部位置，头部后仰不仅无法起到锻炼的作用，还会因为过度弯折颈椎，造成颈椎损伤、颈部肌肉拉伤。

锻炼部位：颈部肌肉、舒展肩部

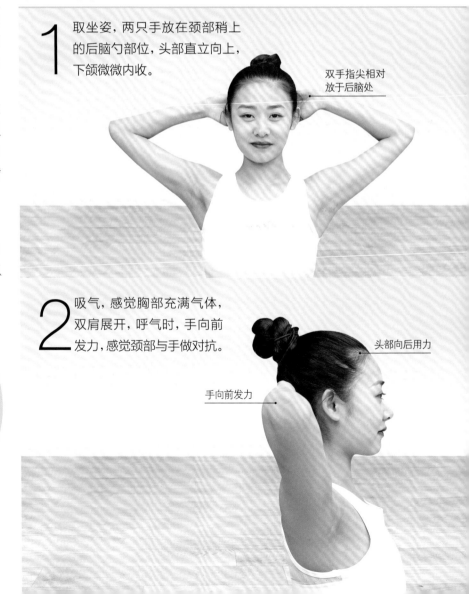

1 取坐姿，两只手放在颈部稍上的后脑勺部位，头部直立向上，下颌微微内收。

双手指尖相对放于后脑处

2 吸气，感觉胸部充满气体，双肩展开，呼气时，手向前发力，感觉颈部与手做对抗。

头部向后用力

手向前发力

顶书站姿训练，
巩固颈部训练效果

　　顶书站姿训练是通过在头上顶书来促进颈部向上延展的运动，能有效起到调整颈部体态的作用，是适宜在进行颈部训练后进行的巩固训练。同时，此动作还能有效改善女性平时的体态，为提升女性气质打下良好的基础。

这样做，效果更明显

• 目视正前方：目光直视正前方，可以很好地维持头部向上顶起的效果，才能真正做到拉伸颈部的效果。

• 保持均匀呼吸：顶书动作有些像礼仪训练，有些女性在进行此训练之时，会有意识地调节呼吸的节奏，这样做会分散对颈部的训练。因此，没有必要控制呼吸，只要保持平稳的呼吸节奏即可。

锻炼部位：提拉颈部

1 站立位，挺胸收腹，保持身体正直向上，感觉到脊柱向上延展的力量，双脚踩实，头顶上放一本书，眼睛目视前方，进行一组呼吸。

2 保持平稳呼吸，向前迈出左脚，脊柱保持挺直向上的状态，时刻保持颈部向上延展的力量，再迈出右脚，匀速向前走动。

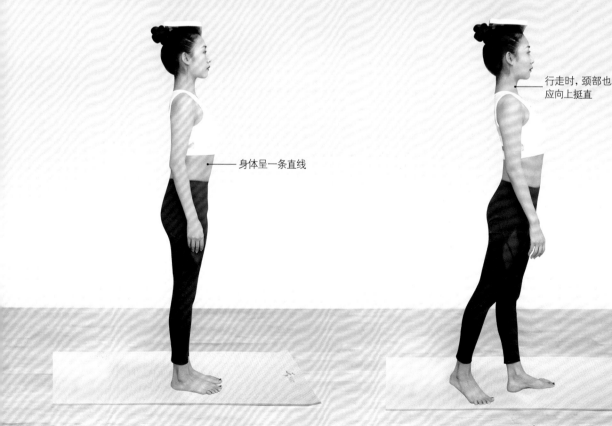

身体呈一条直线

行走时，颈部也应向上挺直

天鹅臂：甩掉"摆摆袖"

　　夏天，当你看着别人纤细、紧实的臂膀裸露出来，再看看自己的"摆摆袖"，心里真不是滋味！如何瘦手臂才有效？赶紧加入我们的瘦臂大阵营，只要持之以恒，坚持做手臂瑜伽和手臂操，就能轻松甩掉双臂赘肉，拥有纤细美臂。

减去赘肉有助于塑形

减去手臂赘肉，是手臂塑形的第一步。

增强手臂肌肉、减掉手臂赘肉应同时进行

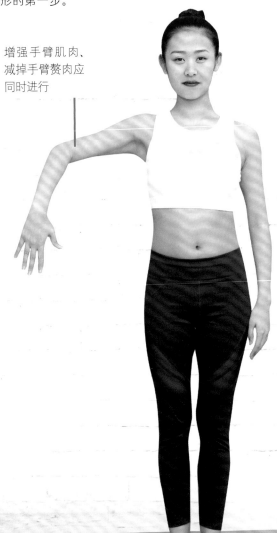

手臂塑形原理

　　手臂胖的原因一般是三头肌和肩膀的后部囤积了脂肪，这多是由于平时运动到手臂的机会少所致。手臂部位和臀部、腰部、大腿一样是一个脂肪细胞丰富的区域，而且形成赘肉之后，视觉上非常明显。

　　因此，我们要通过减脂、塑形肌肉的方法，使女性的手臂看起来纤细且线条优美。

手臂塑形方案

手臂减脂塑形 4 步骤

　　瘦手臂的塑形方案并不复杂，先减去脂肪，再进行修饰肌肉线条的工作，但是一定要做全，以免达不到塑形效果，还伤害身体。

1. 放松肌肉

　　在运动前，用手按摩推揉手臂肌肉，使肌肉全面放松，为之后的运动做好准备，避免受伤。

2. 伸展手臂肌肉

　　伸展手臂，使右臂往左肩胛骨处弯曲，抬左手抓住右手腕，使右手触碰到左肩胛骨，然后往后用力展双肘。保持 5 秒钟，体会上臂内侧被拉伸的感觉。还原后换左手按同样的方式触碰右肩胛骨。重复至少 10 组。

　　这样可以运动到大臂，消耗大臂脂肪，随着脂肪越消耗越少，大臂内侧就会越发扁平，整条手臂也会越发纤瘦。

3.抗阻力训练

抗阻力训练主要目的是促进手臂肌肉线条流畅优美，具体方法为找一本比较重的书，屈双肘在胸前合掌，把书夹在双掌间。尽量抬高双肘，用左手推着右手往右平移。达到极限后，右手再以同样的方式往左推。动作中要注意体会手臂内侧、外侧被拉伸的感觉，并着重上臂用力。慢慢做，至少重复30次。

4.拉伸放松肌肉

最后一组拉伸手臂肌肉以放松为主要目的，以免手臂部肌肉结成很硬的肌肉块，使肌肉自然流畅，避免让训练成为你手臂塑形的障碍。

手臂"跑步"来纤臂

躺在床上或半仰在沙发上，双臂向上伸直，先活动手指，手指疲劳后，前后甩腕，腕部疲劳后，屈伸双肘甩前臂，前臂疲劳后甩动整条手臂。整条手臂都疲劳后，就放下来休息，然后再重复，至少做3遍。

这是个促进血液循环的极好动作，能够让整条手臂的所有关节都活动开。每天做3遍以上，不要间断，两周就能收获到一双更结实的纤臂，而且能让手臂变得灵活，有力量。

私家教练解析"摆摆袖"塑形

"摆摆袖"也是最难瘦的部位，每次抬起胳膊看到松弛的"摆摆袖"感觉很不好，那么来看看私家教练怎么解析"摆摆袖"塑型吧。

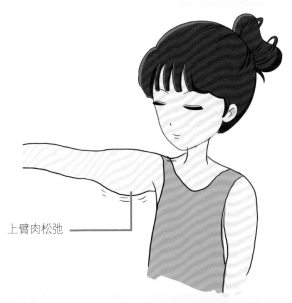

上臂肉松弛

导致原因：摆摆袖的位置是手臂后侧三头肌，是女生们很少锻炼得到的身体部位，松弛的三头肌加上皮下脂肪是摆摆袖的主要形成因素。

解决方案：加强三头肌的训练，可以利用灌满水的水瓶、徒手后摆臂等动作来加强锻炼。

私家教练带你3分钟塑造玲珑上臂

手臂画圈，轻松纤细手臂

抬双手分别握住左右肩部，然后以肩为中心，手肘由前向后在空中画圈。画上半圈时吸气，画下半圈时呼气。重复10次后，再按照同样的方法，反方向画圈10次。

这是个舒展疲惫肩背的小动作，可令双臂更灵活，并能有效拉伸上臂内侧的肌肉，除去腋下脂肪，使双臂更修长纤瘦。配合呼吸也是这个动作很重要的步骤，肩臂带动手臂活动的同时，可以锻炼胸部，而正确的呼吸可以辅助胸部运动，并为身体提供足够的氧气，增进代谢。

零受伤

运动不当容易引起肌肉损伤

女性在训练手臂的过程中，不可避免的就是需要练习到手臂的肱二头肌及肱三头肌，这就需要做一些负重、抗阻力训练，但若是运动不当，很容易引起肌肉损伤。

»**运动前热身**：热身做不好，肌肉的生理机能尚未达到适应运动所需的状态，肌肉的弹性和力量较差，极容易受伤。

»**固定手肘**：固定住手肘，避免运动过程中由于手臂稳定性差，导致意外撞伤、拉伤的情况。

做对生活小细节，双臂自然纤长直

　　双臂的粗细最能影响一个人在视觉上的胖瘦感。想让自己看上去更苗条，瘦臂是最聪明的做法。

　　相比其他部位，瘦手臂更简单、更轻松一些，生活中多注意细节，并且尝试做些瘦手臂的小动作，既不会让自己筋疲力尽，也用不着特意花费大量时间，还能取得大成效，何乐而不为呢？下面就来看看能够轻松减手臂的妙招以及平日里应当注意的易导致手臂肥胖的生活细节吧，从预防和改善两方面打造纤细手臂。

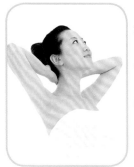

1. 做向后抬手臂动作

大部分女性手臂粗壮表现为手臂内侧赘肉过多，在减脂肪的同时，女性可以将双手在后面握住，做尽量往上抬的动作，感受胳膊内侧的拉伸，此时保持均匀的呼吸，能有效塑造手臂线条。

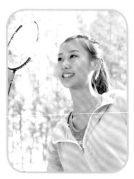

2. 适度减肥

肥胖后，身体的各部位都会渐渐堆积脂肪，手臂部位也会慢慢跟着变粗，此时应适当节食，增加运动量，逐渐减去体内脂肪。

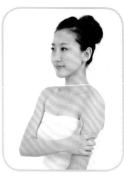

3. 宜按摩手臂

如果手臂处淋巴循环不通畅，水分滞留在上手臂，易形成水肿。因此，宜每天坚持按摩手臂，改善淋巴循环，手臂可以快速瘦下去。

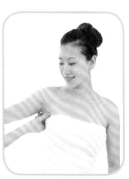

4. 按摩腋下

腋下是上身淋巴系统重要的汇集处，每天早上按摩腋下 20 次，可有助于淋巴系统畅通，避免手臂水肿，影响手臂形态。

5. 避免长时间单臂挎包

用臂弯处挎手提包，会加强上臂及前臂肌肉，导致上臂粗大。

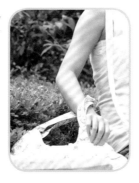

6. 避免长时间敲键盘

职场女性长时间坐在电脑前敲键盘，只会运动到下臂，又缺乏运动，造成上臂活动不足、脂肪堆积，小臂紧实粗壮。

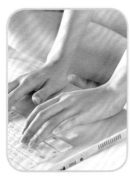

7. 购物时尽量少提重物

如果经常购物后提重物，手臂会因用力过度，而长出健硕粗壮的肌肉块，建议购物后以手推车、拉杆车代替双手。如果提重物很多，回家后应及时热敷、揉按，帮助放松肌肉。

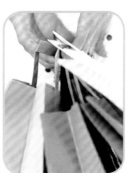

8. 不宜长时间玩手机

有不少女性喜欢用手机看视频、玩游戏，常常会采取弯曲手臂将手机举到与视线齐平的姿势，长时间保持这样的姿势，会导致肱二头肌长时间处于紧绷状态，使肌肉变得更发达，视觉上显得手臂更粗。

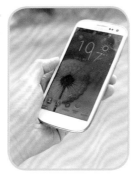

美臂标准

好看的手臂并不应该是骨瘦如柴，适当的脂肪、肌肉才能塑造出有形的手臂。

手臂的围度：理想的成人女性手臂的粗细应该介于身长（cm）×（0.145~0.16）之间。如果你身高160cm，那么正常手臂的围度应该是23~26cm。

线条：脖子、肩膀、大臂分别呈现90°角的时候，即大臂不能有赘肉、斜方肌不能过厚，这样的手臂看上去更显瘦。

 小心越减越胖

练俯卧撑瘦大臂不可取

很多女性为了锻炼大臂肌肉，会练习俯卧撑，用自身重量，锻炼肩臂部肌肉。但对于女性来说锻炼俯卧撑会导致肱二头肌紧绷，结成硬实的肌肉块，使手臂变粗，像男性的手臂，所以不建议女性用俯卧撑瘦手臂，更适合女性练习的动作是下犬式等拉伸肌肉的运动。

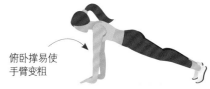

俯卧撑易使
手臂变粗

**细节做
对不易受伤**

拉伸肌肉更重要：手臂肌肉练得过粗，会使上身显胖，应以拉伸大臂部肌肉的运动为主。

手臂转动操，
唤起纤瘦美臂

　　手臂转动操通过扭转手臂及按摩肌肉的方法，放松手臂肌肉及消除赘肉，搭配能够激活手臂肌肉力量的训练，可有效提高锻炼效果。

搭配训练：

• 手臂转动操 + 后撑训练：两组训练连续进行，更能有效消除大臂脂肪，可每天 1 次，每次 3~5 组。

细节做对不易受伤

搭配精油：转动操需要用手掌拧动大臂皮肤，搭配精油不仅可以滋润皮肤，还有避免磨损皮肤的作用。

锻炼部位: 大臂肌肉

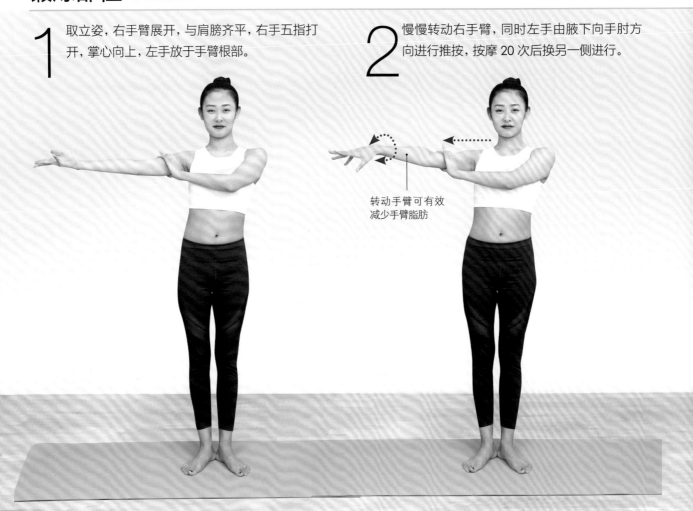

1 取立姿，右手臂展开，与肩膀齐平，右手五指打开，掌心向上，左手放于手臂根部。

2 慢慢转动右手臂，同时左手由腋下向手肘方向进行推按，按摩 20 次后换另一侧进行。

转动手臂可有效减少手臂脂肪

后撑训练，
纤细手臂收紧核心力量

后撑训练是锻炼上半身及核心肌肉的一组训练，可以加强手臂的力量，调动腰、腹的运动，增加热量代谢，有快速消耗上身脂肪的效用。

这样做，效果更明显

• 保持均匀呼吸：身体撑起后，保持身体平稳，盆底肌收紧，保持均匀呼吸，不要憋气，使气息到达腹腔。

• 手掌压实：手掌尽力向下推地面，感受上臂发力。

搭配训练

• 后撑训练 + 手臂外推展位：两组运动连续进行，每次进行 5~8 组，每组进行 10~12 次。

!
**细节
做对不易受伤**

小腿垂直地面：双手支撑地面时，大腿与小腿呈 90°，稳固支撑起身体，避免腰部下塌，引发腰椎疼痛。

锻炼部位：肱三头肌及腹肌

1 坐于瑜伽垫上，双手放于臀后，双手打开略宽于肩，双手指尖指向臀部，腿部自然弯曲，双脚呈自然前伸状，呈准备姿势。

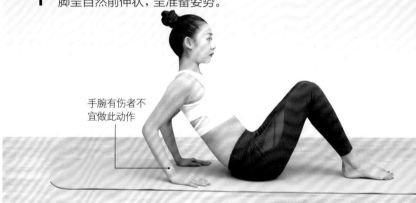

手腕有伤者不宜做此动作

2 呼气，臀部向上提起，手臂尽力向下推，使胸部、腹部、臀部及腿部尽力呈一水平面，吸气时恢复到准备姿势。

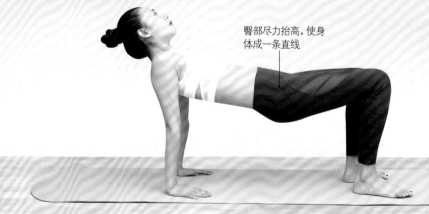

臀部尽力抬高，使身体成一条直线

后撑进阶训练,
瘦手臂又美腹

此组后撑进阶训练只需要借助一把椅子,便可随时随地进行收手臂的训练,适合上班族在工作间隙进行,此组动作同时也可以锻炼腹部及臀部。

这样做,效果更明显

• 尽力屈肘 90°:在练习时,应尽力保持大臂与小臂呈 90°,这样才能更好地收缩肱三头肌,塑造纤细大臂。

搭配训练

• 后撑进阶训练 + 手臂交叠运动:两组接续进行,每周进行两三次,每次8~10 组。

!

细节做对不易受伤

手肘夹紧:在下蹲的过程中,双手肘应保持夹紧,避免过度张开导致肩部韧带拉伤。

锻炼部位: 肱三头肌

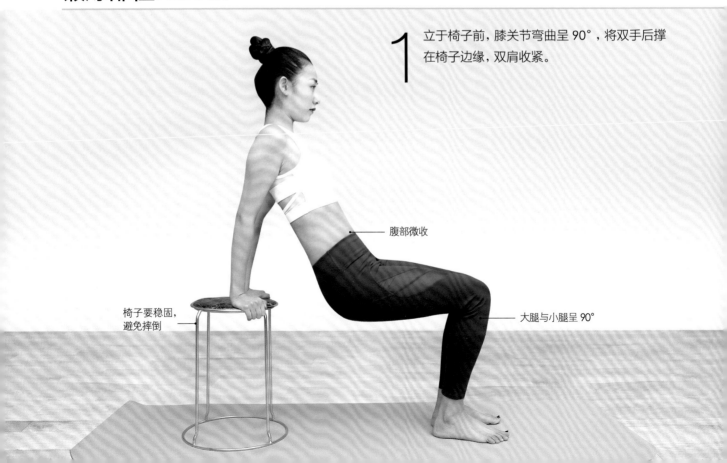

1 立于椅子前,膝关节弯曲呈 90°,将双手后撑在椅子边缘,双肩收紧。

腹部微收

椅子要稳固,避免摔倒

大腿与小腿呈 90°

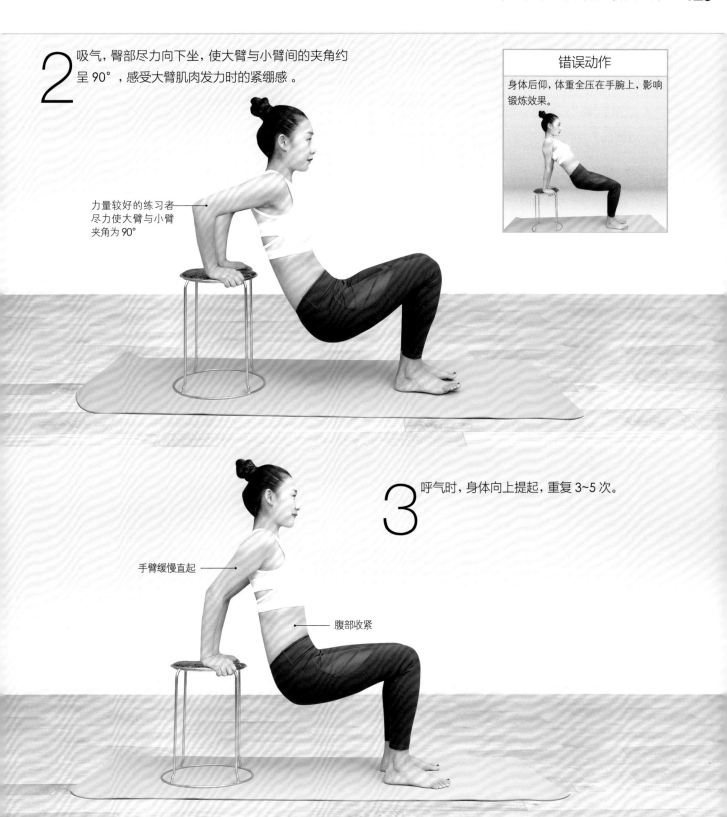

2 吸气，臀部尽力向下坐，使大臂与小臂间的夹角约呈 90°，感受大臂肌肉发力时的紧绷感。

力量较好的练习者尽力使大臂与小臂夹角为 90°

错误动作
身体后仰，体重全压在手腕上，影响锻炼效果。

3 呼气时，身体向上提起，重复 3~5 次。

手臂缓慢直起

腹部收紧

招财猫式，
消除大臂松软赘肉

　　招财猫式是模拟招财猫憨态可掬的摆手动作，主要动作是以手肘为支点转动大臂做圆周运动，有效舒展大臂肌群，消除大臂松软赘肉，达到美化手臂线条的效果。

锻炼部位：大臂肌群

1 取自然站立位，右手臂抬起，小臂自然下垂使大臂与小臂呈近 90°，手指自然放松。

2 呼气，以手肘为支点，转动小臂向上抬起，使小臂与地面垂直，吸气时，小臂向下转动。

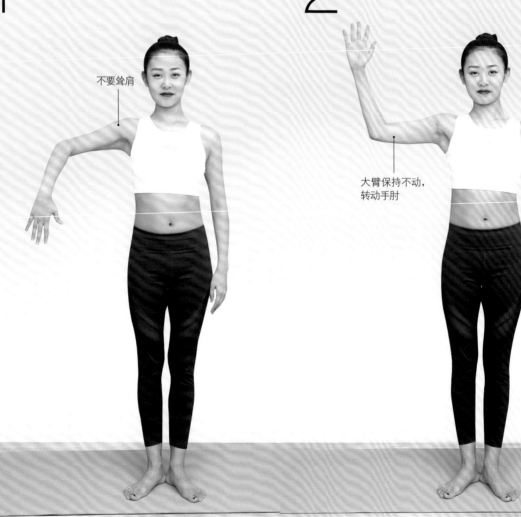

不要耸肩

大臂保持不动，转动手肘

这样做，效果更明显

- 大臂与地面平行：这样能更好带动上臂肌肉发力。
- 速度不宜过快：扭转的速度不宜过快，否则达不到肌肉锻炼的效果。

搭配训练

- 招财猫式 + 手臂转动操：两组训练同天连续进行，每日练习 3~5 组，每组 10~15 次。

！ 细节做对不易受伤

肩部疼痛者宜减量：肩颈疼痛患者应避免做频繁转动肩部的动作，以免引发肩部疼痛。

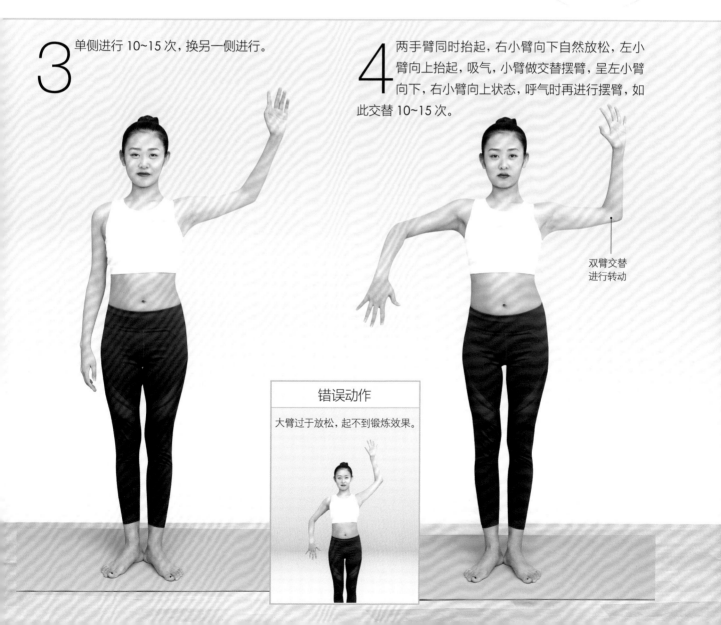

3　单侧进行 10~15 次，换另一侧进行。

4　两手臂同时抬起，右小臂向下自然放松，左小臂向上抬起，吸气，小臂做交替摆臂，呈左小臂向下，右小臂向上状态，呼气时再进行摆臂，如此交替 10~15 次。

双臂交替进行转动

错误动作

大臂过于放松，起不到锻炼效果。

手臂外推展，
练就优雅手臂

此组动作模拟天鹅振翅的动作，进行此动作时，整个手臂感受到由内向外的推动力，上下振臂的动作还可以活动到整只手臂的肌肉，以避免手臂堆积脂肪。

这样做，效果更明显

• 手腕放松：在外推的过程中，保持手腕放松，避免手腕及手掌发力，影响锻炼效果。

• 不耸肩：在外推的过程中，耸肩将会影响锻炼效果。避免耸肩的有效方法是放缓外推速度。

搭配训练

• 手臂外推展 + 握水瓶上举训练：两组运动同天接续进行，每周 5 次，每次每个动作进行 30~35 组。

！
细节
做对不易受伤
保持身体躯干直立：运动过程中，保持身体躯干的正直，骨盆摆正，避免扭腰挺胯，造成不良体态。

锻炼部位: 伸缩手臂肌肉

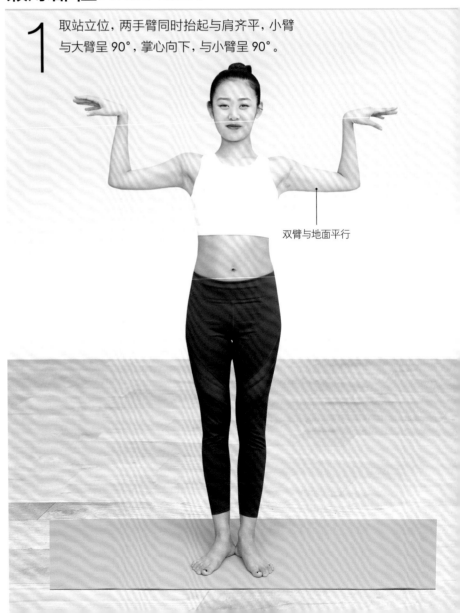

1 取站立位，两手臂同时抬起与肩齐平，小臂与大臂呈 90°，掌心向下，与小臂呈 90°。

双臂与地面平行

2 呼气，手臂微微下沉，掌心向外推，感受手臂下侧的肱三头肌紧绷的感觉。

3 手臂缓慢向两侧展开推出，直到手臂完全打开平举，感受整个手臂肌肉被拉伸的感觉。

错误动作

大臂松弛，起不到锻炼效果。

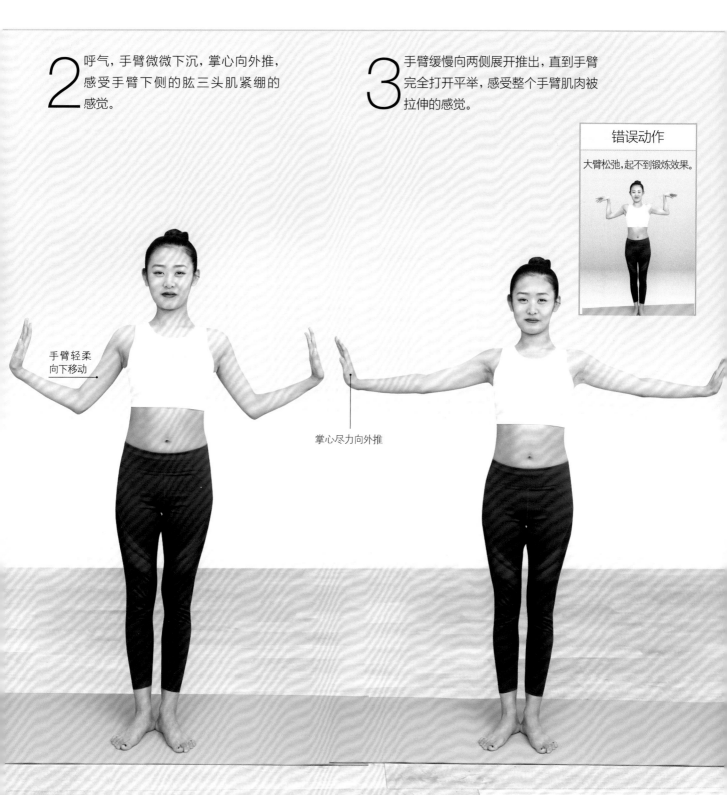

手臂轻柔向下移动

掌心尽力向外推

握水杯上举训练，
消除大臂脂肪

此动作能够锻炼到肱三头肌和肱二头肌，可有效消除大臂部脂肪。需要注意的是，用水杯作为负重，较为适合女性训练，如果男性进行此运动，可以将水杯换成 3~5 千克的哑铃。

这样做，效果更明显

• 水杯中适量装水：根据自身的锻炼基础，向水杯中注水，以此调节手臂负重情况，达到更好的锻炼效果。

锻炼部位：肱三头肌及肱二头肌

1 取站姿，保持身体正直，大臂与小臂弯曲呈 90°，双手握水杯，放于脑后，腹部收紧。

水杯可用不同配重的小哑铃代替

2 吸气，手臂向下，尽力向地面方向压手臂。

保持大臂不动，双手尽力向下压

3 呼气，手臂发力，将水杯举于头顶上。

双手举至头顶

手臂淋巴疏通，
消除摆摆袖

这一组运动是针对大臂的淋巴系统和穴位敲打的按摩手法，有助于疏通淋巴，消除手臂水肿，促进手臂部脂肪代谢，对消除摆摆袖有一定作用。

锻炼部位：消除手臂赘肉

!

细节做对不易受伤

力度适中：在进行疏通按摩及敲打穴位时，动作要轻柔，以免用力过猛，引起皮肤青紫。

1 盘腿坐于瑜伽垫上，抬起右手臂，使大臂与肩膀齐平，用左手捏抓手臂，从手肘方向向腋下捏揉2分钟，换另一侧进行。

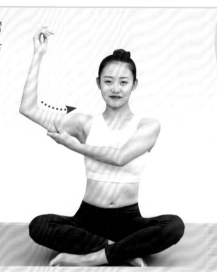

2 保持手臂抬起，左手握拳，有节奏地敲击腋下后侧2分钟，通小肠经，换另一侧进行。

3 抬高右手臂，右手自然放于后脑处，左手从手肘方向向胸部推按，进行1分钟，换另一侧进行。

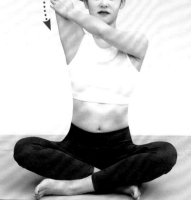

手臂交叠运动，
拉伸出纤细手臂

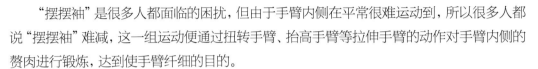

　　"摆摆袖"是很多人都面临的困扰，但由于手臂内侧在平常很难运动到，所以很多人都说"摆摆袖"难减，这一组运动便通过扭转手臂、抬高手臂等拉伸手臂的动作对手臂内侧的赘肉进行锻炼，达到使手臂纤细的目的。

锻炼部位：大臂肌肉

1 取站立位，双臂交叉，掌心相对，双手相抓。

2 保持均匀呼吸，手肘弯曲，使双手由内向躯干反方向翻转。

3 继续翻转手臂，尽力将手臂伸平。步骤2、步骤3反复进行15~20次。

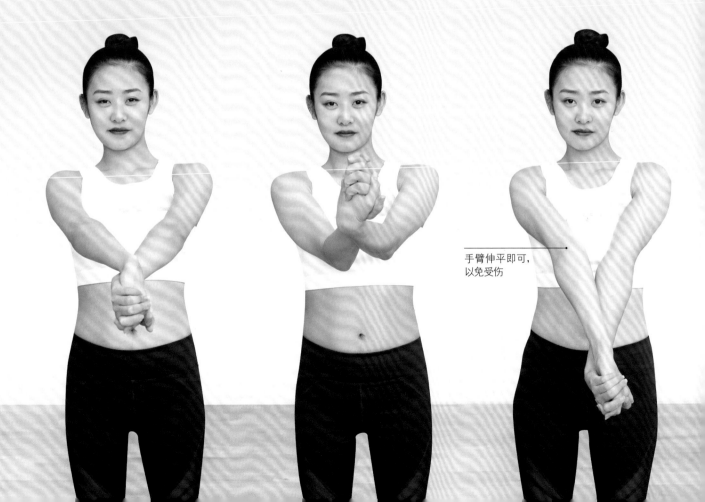

手臂伸平即可，以免受伤

这样做，效果更明显

• 保持肩部平直：避免肩膀肌肉发力，形成代偿，影响锻炼效果。

搭配训练

• 手臂交叠运动 + 手掌外推展运动：两组运动交替进行，每周 4~5 次，每次 3~5 组。

! **细节做对不易受伤**

手肘不外凸：在翻转手臂时，应注意手臂平伸，不要出现肘关节翻转向上凸起的情况，以免拉伤。

4 两手肘相交叉，手腕相交。

5 手肘向上尽力抬高，感受手臂下侧肱三头肌发力，手臂抬高到极限，维持 3~5 秒。

6 掌心相贴，保持均匀呼吸，手肘垂直向下，尽力去找地面方向，维持 3~5 秒。

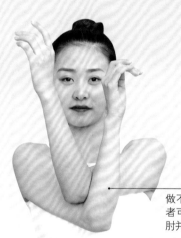

做不到交叉者可将两手肘并拢

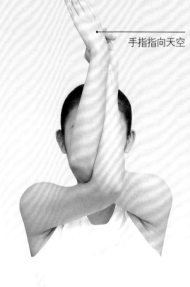

手指指向天空

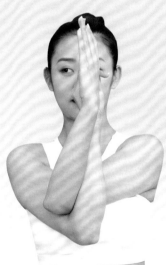

美腿：练就"吸睛"大长腿

明明体重已经降了一大截，然而双腿依然"粗壮"，不少女性都这般抱怨——瘦身中最难的就是雕塑修长腿形了。拥有一双光滑细长、曲线迷人的美腿是每个女性的心愿。在这里将给大家带来简单的美腿必修课，让你轻松变成长腿美人。

腿部塑形以拉伸为主
力量型的腿部肌肉训练，会让腿部肌肉更发达，不利于修饰腿形，应以拉伸运动为主。

腿部塑形原理

腿是指由脚踝到大腿根部这一段肢体，它的形态不仅受到股骨、胫骨的影响，足部骨骼、骨盆骨骼、肌肉的状态也是影响腿形的重点。

骨盆状态不仅影响到臀部的形状，它还影响着我们大腿的形态，如骨盆前倾时，股骨会因此而内扣，容易形成 X 型腿，反之，骨盆后倾时容易造成股骨外翻，形成 O 型腿、假胯宽。若骨盆一侧前倾、一侧后倾，那么容易形成长短腿。

足部的平衡影响着小腿的形态，如果足部歪斜，我们的小腿为了平衡身体，也会向内倾斜，这就容易造成 X 型腿、O 型腿及 XO 型腿。而我们的足弓影响着我们足部的平衡，足弓低会造成脚踝内扣或外翻，也就会影响腿部形态。

而腿部肌肉也是影响腿部线条的重要因素，如果在日常生活中，走路姿态不当，过度使用小腿肌肉，就会使小腿肌肉突出，影响腿形。

另外，淋巴系统循环不好、不良饮食习惯会导致下肢水肿，这也会让我们拥有一双"小萝卜"腿。

所以，塑造完美腿形应从骨骼管理、肌肉管理、淋巴管理等多方面共同管理。

腿部塑形方案

女性想要塑造优美的腿形，不能盲目地光靠蹲腿、硬拉来训练腿，而是要从骨骼、水肿、脂肪等多方面考虑，否则只会让腿变得粗壮，影响腿形。

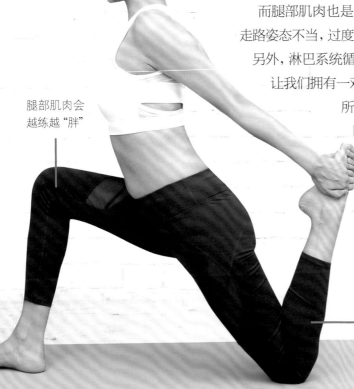

腿部肌肉会越练越"胖"

拉伸有助于塑造、修饰腿部线条

私家教练解析特殊腿形塑形

不少女性是 O 型、X 型及 XO 型腿，其骨骼状态不同于正常腿形，运动不当易造成损伤。因此在运动前，应先着重调整腿形。

X 型腿

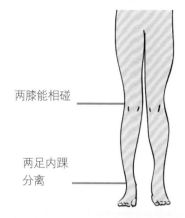

两膝能相碰

两足内踝分离

O 型腿

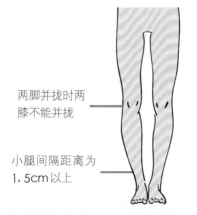

两脚并拢时两膝不能并拢

小腿间隔距离为 1.5cm 以上

XO 型腿

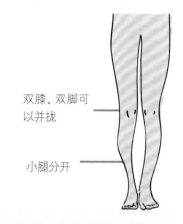

双膝、双脚可以并拢

小腿分开

导致原因：多是由于不良坐姿导致膝盖外翻、股骨内旋的，如 w 形坐姿、跪地坐姿等。

解决方案：X 型腿更多问题出现在大腿股骨方面。所以训练更倾向于锻炼臀部肌群，让强壮的臀肌拉伸股骨，从而调整整体的腿形和关节位置。

导致原因：O 型腿一般是因为站立和走动时姿势不正确，腿外侧肌肉发力引起的。

解决方案：针对大腿内侧肌群无力问题，利用抗阻训练锻炼腿部内侧肌肉。

导致原因：在骨盆前倾、股骨内旋、小腿内旋共同作用下，呈现大腿并拢，小腿呈 O 型，多是钙磷元素缺乏等引起。

解决方案：盘腿伸展可以很好地拉伸大腿内侧肌群，从而矫正因大腿内侧肌群绷直僵硬导致的胫骨、踝关节的外翻，能使胫骨向内正常生长，改善 XO 型腿。

骨骼调整

修炼好看的腿形离不开我们的骨盆及足部情况，因为这两部分决定着我们腿部骨骼的形态，只有保持骨盆、足部的正常状态，才有望拥有大长腿。

1. 恢复骨盆平衡：骨盆的平衡以预防为重，在生活中保持良好的坐姿，不要跷二郎腿，也不宜"葛优躺"。

2. 平衡足部及足弓形态：足弓的修复可以借助道具，如筋膜球、网球、高尔夫球等较为硬实的球类。练习时，将球踩于脚下，借助自身重量按摩整个脚掌及脚趾部位，并在足弓部位多做按摩，以帮助重建足弓。

拉伸 + 按摩

拉伸及按摩起到放松、调整腿部肌肉的辅助作用，它的作用巨大，效果显著，那么怎么做腿部的拉伸及按摩呢？

拉伸方法：前后内外多方位拉伸是全方位放松肌肉、塑形的关键，如将腿伸直，进行勾脚绷脚及脚部勾住小腿带动大腿画圈的动作。也可以在睡前坐于床上，单侧腿向前伸出，两手握住脚掌，向脚尖方向附身，感受腿后侧被拉伸的力量。变化腿部向外侧展开，感受腿部内侧拉伸力量。

局部肥胖原因

大腿粗壮的根源问题

有很多女性上身并不胖，但就是一双大粗腿怎么也瘦不下来，这非常有可能是中了假胯宽的招，即最宽处出现在臀部下、腿根处。

» **原因**：由于长期走路姿势内八或者是坐着的时候夹腿、跷二郎腿等不良习惯，导致髋关节过度内旋，或者用腿部代替了腰腹部发力，导致大腿外上侧肌肉过于发达。

» **避免方式**：平时走路、坐立姿势要规范，避免蹭着脚走路、内八字走路、跷二郎腿、"葛优躺"等不良坐姿。

» **改善方式**：增加臀部肌肉的力量，放松腿部、胯内肌肉紧度，使内旋的腿部恢复正常状态。

做对生活小细节，完美腿形养出来

肉肉的大腿、弯曲的腿形是很多女性抹不去的伤痛，看着别人穿着时尚性感的热裤、超短裙，羡慕之余，恨不得一夜之间拥有一双明星腿。别再发愁了，赶紧行动起来，从下列 10 个简单的宜做不宜做的生活细节中找到轻松瘦腿的秘诀。

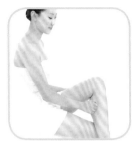

1. 不宜跷二郎腿

长期跷二郎腿，压迫下肢静脉，容易影响下半身的血液循环，轻则引起下肢水肿，出现假胯宽，重则导致腿部血栓，影响身材的同时又损害健康。

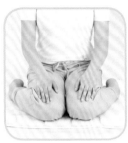

2. 不宜采用 M 形坐姿

M 形坐姿容易导致大腿内旋，形成 X 型腿。

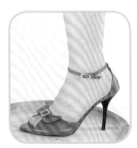

3. 不宜长期穿高跟鞋

穿高跟鞋时，身体会向前倾斜，重心会放在脚掌上，增加骨盆负荷量，导致膝关节、股骨转变，影响腿形，形成 X 型腿。

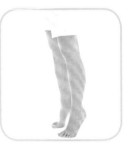

4. 不宜踮脚走

踮脚走时身体自然在脚尖处使力，会使腿肚过于用力，从而很容易长出萝卜腿。

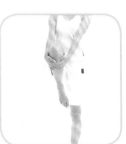

5. 不宜久站、久坐、久蹲

长时间的站、坐、蹲造成下肢血液不易循环，久了不仅让腿部看起来肿肿的，严重的话还会造成静脉曲张，影响美观，可以在站的过程中适度抬起一条腿，放松一下。

6. 宜调整走路姿势

身体直立、收腹直腰、两眼平视前方、双臂放松在身体两侧自然摆动，脚尖微向外或向正前方伸出，跨步均匀。

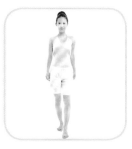

7. 宜环状坐姿

两脚掌相对，腿部形成一个环状，可以平衡骨盆，有助于保持双腿直立。

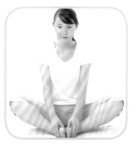

8. 宜积极缓解小腿水肿

如果用手指按压小腿后凹陷保持时间较长，即可能是水肿引起的腿粗。此时应该在饮食上注意少吃高盐的食物，睡前不要喝水，多按摩腿部，促进血液循环就能够缓解水肿了。

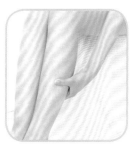

9. 宜穿合脚的鞋子

鞋子若过松，走路鞋不跟脚，将会影响腿部发力，造成小腿肌肉过度发达；而鞋子过紧，脚上的血液循环会受到很大影响，也会造成腿部水肿。

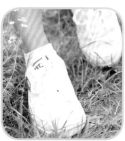

10. 宜每晚泡脚

每天坚持用温水泡脚，并按摩 5 分钟。能够有效地帮助肌肉放松，拉伸腿部线条。

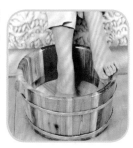

小腿粗壮的根源问题

小腿粗壮的原因有很多，有的是因为基因决定小腿部位容易堆积脂肪，这是很难改变的。不过也有很多小腿粗壮是因为我们的生活习惯不当导致的，这是我们可以改变的。

» **水肿**：如果你发现用手指头按压小腿，凹陷处无法复原的话，则很有可能是水肿，应注意平时按摩小腿、控制盐摄入量、关注身体健康。

» **走路姿势不当引起腿粗**：走路姿势不当也容易引起小腿粗壮，如果走路时将重心放于后腿，就会过度压迫你的小腿，导致腿粗。

！ 小心越减越胖

过度锻炼腿部只会越练越粗

想要纤细腿部、修饰腿部形态，就要先知道腿部肌肉与身体其他部位的方法不同，并不是练得越多，才会更瘦。过度练习腿部反而会导致腿部肌肉发达，形成肌肉硬块，这将使腿部显得更加结实、粗壮，腿形也变得不好看了。更适合腿形修饰的方法是以拉伸、放松为主，辅以促进血液循环避免水肿的按摩。

大量练腿，会越练越粗

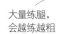
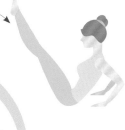

细节做对不易受伤

用进废退：腿部肌肉遵循用进废退的原理，越练肌肉就会越粗壮，所以应避免长期高强度锻炼腿部肌肉。

腿部穴位按摩，
打开美腿关键

　　腿上的不少穴位都有避免腿部脂肪堆积、消耗松弛赘肉的作用。每天按摩以下穴位有助于纤瘦小腿，快来看一看怎么进行按摩吧。

这样做，效果更明显

- 找准承山穴：直立时，在小腿的后面正中可见一人字纹，其上尖角凹陷处即是承山穴。

锻炼部位: 腿部穴位

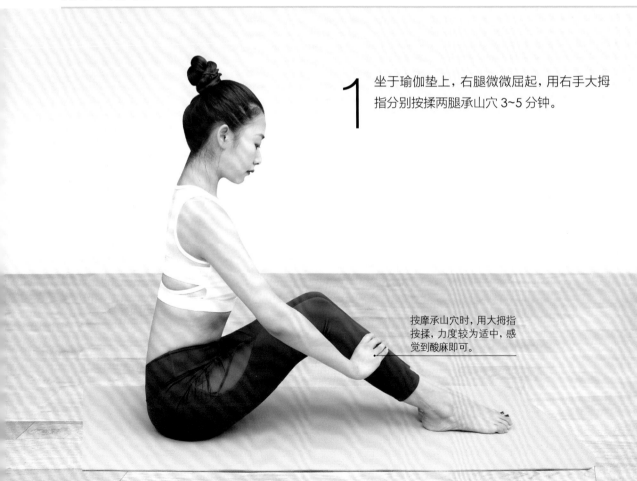

1 坐于瑜伽垫上，右腿微微屈起，用右手大拇指分别按揉两腿承山穴 3~5 分钟。

按摩承山穴时，用大拇指按揉，力度较为适中，感觉到酸麻即可。

2 放平左腿，使坐姿更稳固，右腿屈起，用脚跟支撑，脚面向上勾起，右手虎口托放于胫骨、腓骨下端。

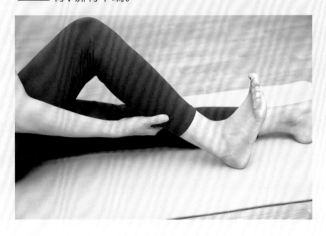

3 手用力推按小腿肌肉，同时进行勾脚绷脚动作，重复 15~20 次。

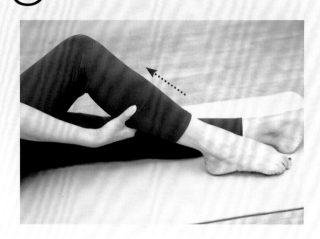

4 两腿伸直，将泡沫轴放于小腿下端，双手撑于身后，抬起腹部，利用手臂推动身体，使泡沫轴均匀按摩小腿及大腿后部。

泡沫轴上的凸起可以较好地按摩腿部经络及穴位，在滚动过程中会有些疼，但可以忍受。

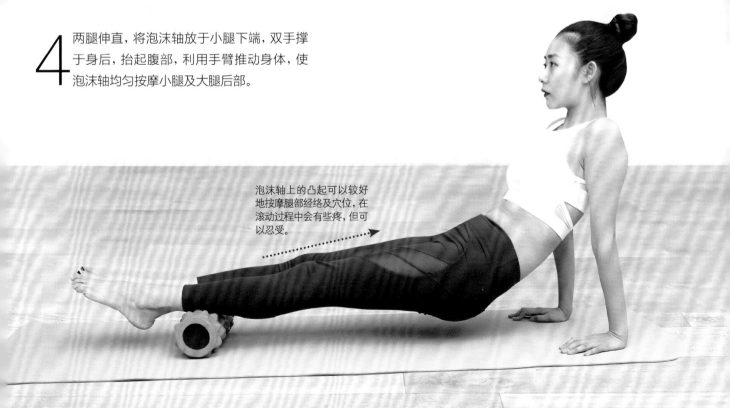

腿部淋巴按摩手法，
疏通经络修炼美腿

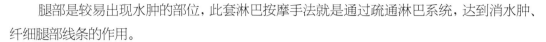

　　腿部是较易出现水肿的部位，此套淋巴按摩手法就是通过疏通淋巴系统，达到消水肿、纤细腿部线条的作用。

这样做，效果更明显

• 每天坚持进行：淋巴按摩手法是一套简单的疏通按摩动作，可以随时随地进行，每天早晚都可进行，每个动作可以进行 50 次左右。

! 细节
做对不易受伤

　　按摩到发热即可：有些人说按摩时要按摩到皮肤发红，有刮痧的感觉才能起效，但在日常的自我按摩过程中，很难把握力道，过度用力会导致皮肤破损，一般按摩到皮肤发热即可。

锻炼部位：腿部淋巴

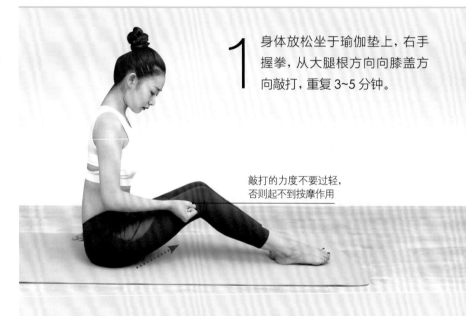

1 身体放松坐于瑜伽垫上，右手握拳，从大腿根方向向膝盖方向敲打，重复 3~5 分钟。

敲打的力度不要过轻，否则起不到按摩作用

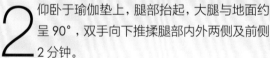

2 仰卧于瑜伽垫上，腿部抬起，大腿与地面约呈 90°，双手向下推揉腿部内外两侧及前侧 2 分钟。

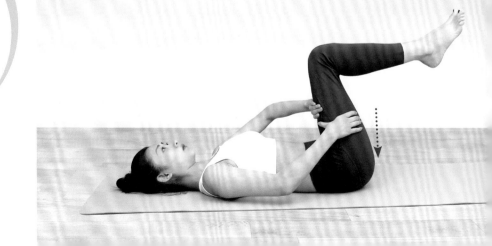

3 侧趴于瑜伽垫上，弯曲手肘呈 90°，使身体得到稳固的支撑，泡沫轴放于右腿外侧，左脚踏于右腿前侧，起到支撑作用，臀部抬起，滚动泡沫轴按摩大腿外侧 1~2 分钟。

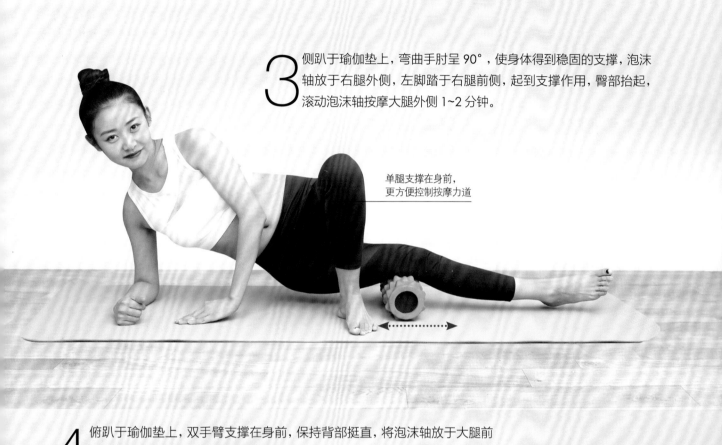

单腿支撑在身前，
更方便控制按摩力道

4 俯趴于瑜伽垫上，双手臂支撑在身前，保持背部挺直，将泡沫轴放于大腿前侧，两腿交叠微微抬起，利用腿部力量，滚动泡沫轴，按摩大腿前侧 1~2 分钟。

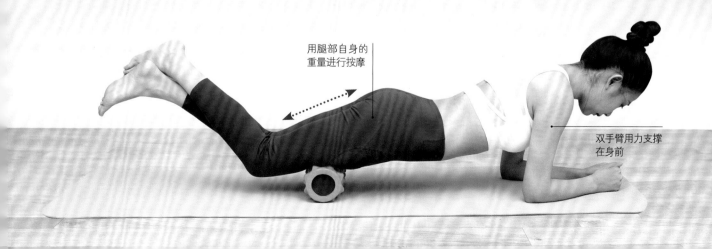

用腿部自身的
重量进行按摩

双手臂用力支撑
在身前

足部调整，
改善腿形的关键

　　很多希望拥有好看腿形的人都在想方设法地进行腿部练习，但其实调整足部也是改善腿形的关键。因为足部的形态将影响腿部肌肉发力的方式，也将影响腿形，很多萝卜腿就是因为足部形态不好引起的。

锻炼部位：脚部穴位

1　自然站立位，将网球放于根骨前端，垂直向下踩 10~20 次。

2　将球向前滚动，滚于趾骨下方，做垂直踩压 10~20 次，帮助建立良好的足弓。

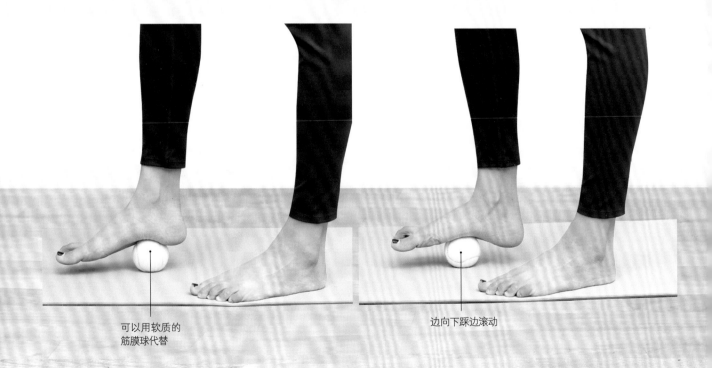

可以用软质的
筋膜球代替

边向下踩边滚动

这样做，效果更明显

• 借助筋膜球或网球：进行足底滚动按摩时，可用筋膜球及网球，但不宜用硬质地的海洋球及塑料球，以免因为脚底疼痛影响按摩力度，起不到按摩作用。

搭配训练

• 足部调整 + 穴位按摩 + 淋巴按摩手法：此三组动作可以每天一起进行，每个动作进行 20 次。

> **！**
>
> **细节做对不易受伤**
>
> 给足部做热身运动：在进行抓毛巾前，应提前进行足部的热身，以免出现抽筋情况。

3 放一条毛巾或弹力带，脚放于毛巾上，脚趾打开准备去抓毛巾。

4 脚趾用力把毛巾一点点抓向自己，直至毛巾整个收于足下，以灵活脚趾，唤醒足部深层肌肉。

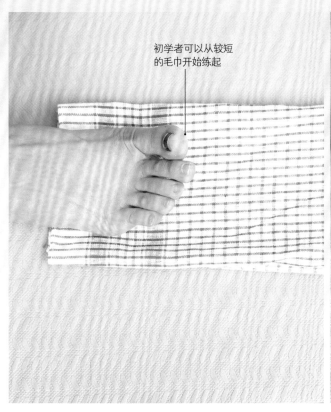

初学者可以从较短的毛巾开始练起

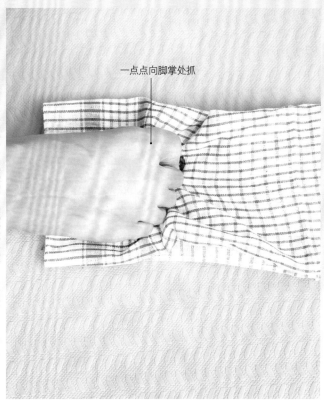

一点点向脚掌处抓

万能拉伸，
消除腿部赘肉

　　万能拉伸运动是一组安全系数较高的腿部运动，它通过拉伸腿部肌肉，帮助消耗腿部多余赘肉，提拉腿部线条，是一组方便操作又能有效美腿的动作。

这样做，效果更明显

• 保持平稳呼吸：拉伸的过程中配合呼吸，保持平稳呼吸，有助于提高身体的代谢，增强运动效果。尤其是不经常运动的人，不要为了达到自己做不到的运动强度及运动难度而屏住呼吸，这样反而起不到很好的运动效果。

搭配训练

• 万能拉伸 + 穴位按摩：万能拉伸运动和穴位按摩搭配，可以简单、安全舒缓腿部，适宜每天进行，每组运动进行 10~15 遍，可有效消除腿部赘肉。

! 细节
做对不易受伤

　　适度拉伸：这组拉伸运动的难度较小，但柔韧性较差者还是应注意，拉伸幅度不宜过大，以免拉伤韧带。

锻炼部位：拉伸腿部线条

1 仰卧于瑜伽垫上，双手自然放于身体两侧。

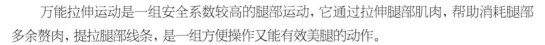

2 右脚放于左膝上，将左腿屈起，双手放于左膝窝处，随着呼吸，用力将腿向胸部拉伸，反复进行 5~8 次，换另一侧进行。

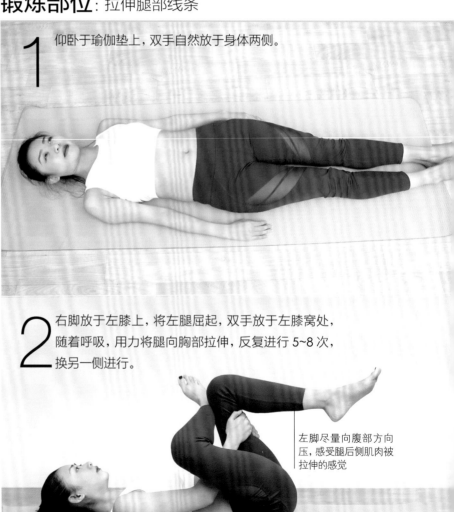

左脚尽量向腹部方向压，感受腿后侧肌肉被拉伸的感觉

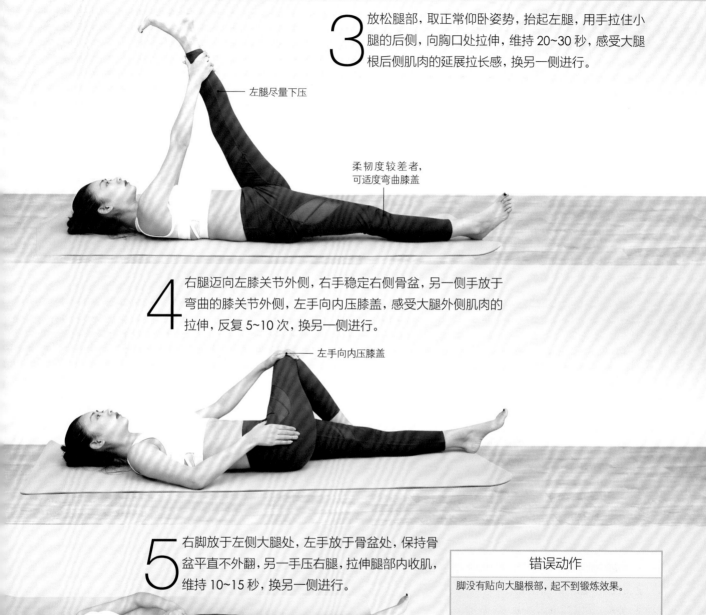

3 放松腿部，取正常仰卧姿势，抬起左腿，用手拉住小腿的后侧，向胸口处拉伸，维持 20~30 秒，感受大腿根后侧肌肉的延展拉长感，换另一侧进行。

左腿尽量下压

柔韧度较差者，可适度弯曲膝盖

4 右腿迈向左膝关节外侧，右手稳定右侧骨盆，另一侧手放于弯曲的膝关节外侧，左手向内压膝盖，感受大腿外侧肌肉的拉伸，反复 5~10 次，换另一侧进行。

左手向内压膝盖

5 右脚放于左侧大腿处，左手放于骨盆处，保持骨盆平直不外翻，另一手压右腿，拉伸腿部内收肌，维持 10~15 秒，换另一侧进行。

错误动作

脚没有贴向大腿根部，起不到锻炼效果。

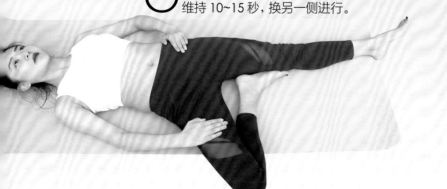

双腿交叉训练,
平坦腹部瘦大腿

　　此组运动在进行腿部交叉动作时,不仅可以拉伸大腿前后侧肌肉,还能起到收紧腹部、按摩骨盆的作用,是塑造下半身优美形态不可缺少的一组锻炼。

这样做,效果更明显

• 双腿下落过程宜慢:双腿边交叉边下落,下落的过程不宜太快,否则起不到锻炼的效果。

• 不宜拱起腰部:拱起腰部会导致腹部无法收紧,导致下腹部松懈,起不到锻炼效果。

搭配训练

• 双腿交叉训练 + 空中蹬车运动:此两组运动可以共同进行,每周进行 2~4 次,每次 5 组。

锻炼部位: 大腿前后侧肌群及收紧腹部

1　仰卧于瑜伽垫上,双腿向上抬起,与地面垂直呈 90°,双手放于身体两侧,调整呼吸。

膝盖避免弯曲 ——

2　随着均匀呼吸做勾脚绷脚训练 30 次。

腿部始终与
地面垂直

3 吸气，双腿向两边慢慢打开，控制腿部，感觉大腿内收肌逐步伸展力量。

4 呼气，腿部用力交叉收回，大腿内侧用力，腹部收紧，后背贴实瑜伽垫。

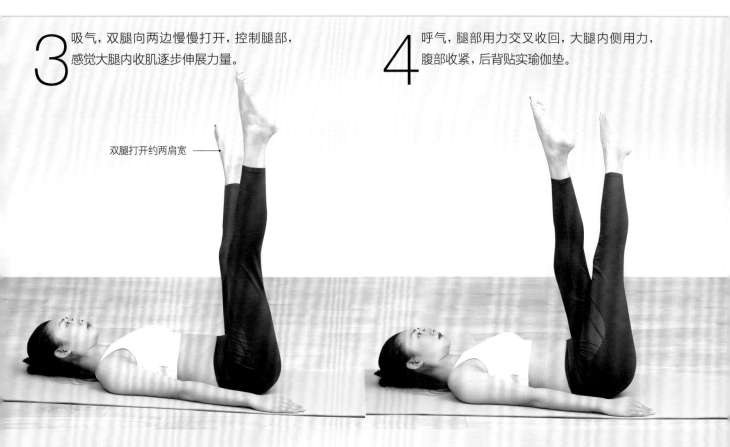

双腿打开约两肩宽

5 伴随呼吸，腿做来回交叉训练时逐步向下，注意腹部收紧，保持每一次呼吸时，腿部发力做动作。

下落过程不宜过快

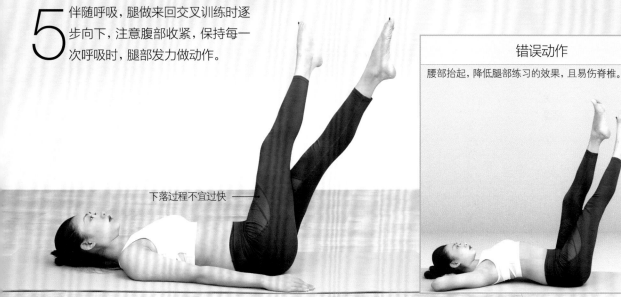

错误动作

腰部抬起，降低腿部练习的效果，且易伤脊椎。

旋腿训练，
塑造美臀瘦大腿

此套运动可以全面锻炼到髋关节、腿部肌肉，有助于祛除髋部及大腿内侧赘肉，起到美化腿形、增强内脏活力等作用。

这样做，效果更明显

• 保持骨盆不动：在进行此组练习时，不论是收腿还是旋转踢腿，要保持骨盆中立，不要晃动骨盆，否则起不到锻炼的作用。

搭配训练

• 旋腿训练＋卷腹运动：两套运动搭配进行，有按摩腹部、预防便秘的效果，可隔天进行一次，每次 5~8 组。

！
细节做对不易
受伤
适度旋转腿部：有梨状肌综合征者，应避免大幅度进行旋髋动作，以免拉伤肌肉。

锻炼部位: 大腿及腿根肌肉

1 仰卧于瑜伽垫上，双臂交叠放于脑后，屈起右腿，尽力向胸部贴近。

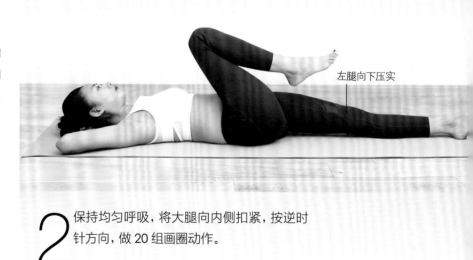

左腿向下压实

2 保持均匀呼吸，将大腿向内侧扣紧，按逆时针方向，做 20 组画圈动作。

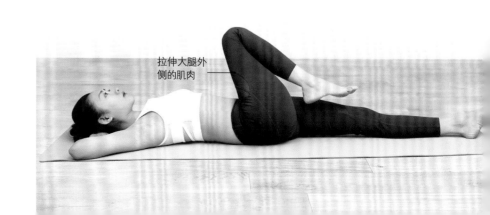

拉伸大腿外侧的肌肉

3 腿部伸直，做逆时针画圈，重复 20 组。

转动速度不宜过快

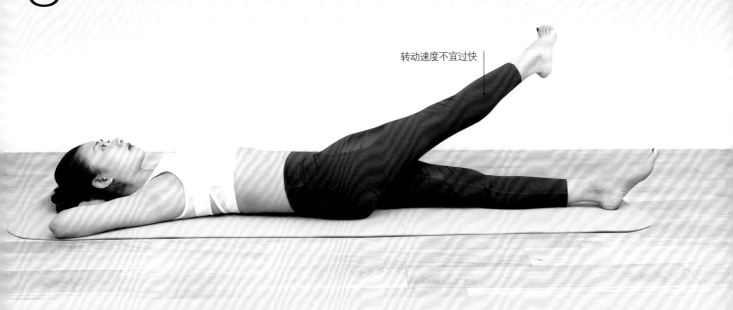

4 将步骤 2 及步骤 3 相结合，进行由屈腿到伸直状态的联动逆时针旋转。

此动作幅度较大，注意周围不要有障碍物

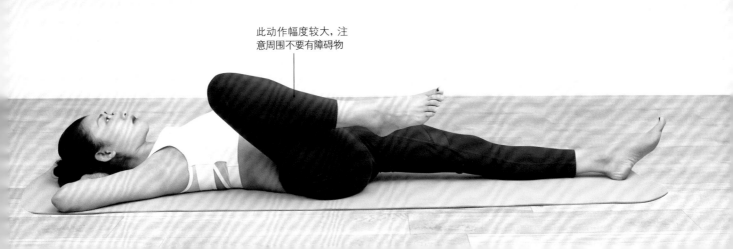

空中蹬车运动，
拉伸腿部线条

　　空中蹬车运动不仅能锻炼大腿肌肉，拉长腿部线条，纤瘦美腿，同时还能健美腰背部，强化脊背力量，强腰健肾。

这样做，效果更明显

• 臀部紧贴垫子：此运动过程中，臀部以上部位始终紧贴垫子，以免腰部、臀部发力，形成代偿，影响锻炼效果。

搭配训练

• 交叉训练 + 空中蹬车运动：两组动作搭配进行，每周进行 3~5 次，每次两组运动各进行 2~4 组。

! 细节　做对不易受伤

孕早期、孕晚期不宜进行：此套动作对子宫还有按摩作用，但孕早期及孕晚期的女性不宜做此式，以免挤压到腹部，造成流产或早产。

锻炼部位：大腿肌肉

1 仰卧于瑜伽垫上，两手放于体侧，手心朝下，双腿屈起呈直角。

双手放于身体两侧，稳定上半身

2 左腿向斜上 45° 方向蹬出，同时脚部绷直，右脚呈勾脚状。

收回腿，同侧脚回钩

蹬出腿，同侧脚绷直，交替进行

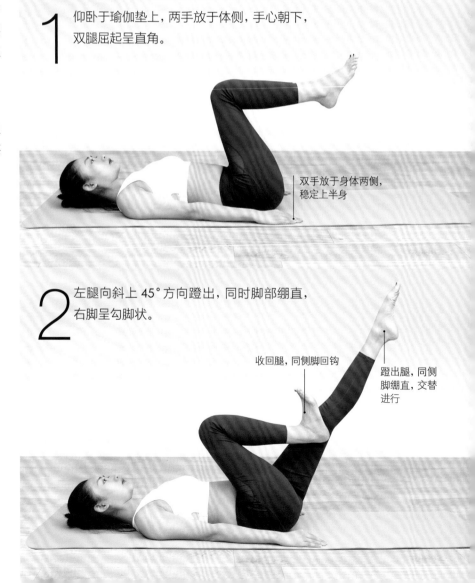

3 随着均匀呼吸节奏，做蹬车状，将右脚蹬出
并绷直脚背，左脚收回做勾脚状。

向斜上方蹬出，更有
助于拉伸腿部肌肉

4 模仿蹬自行车，双腿先按顺时针方向蹬 20 圈，
再逆时针蹬 20 圈。

蹬的速度不宜过快，
否则起不到锻炼效果

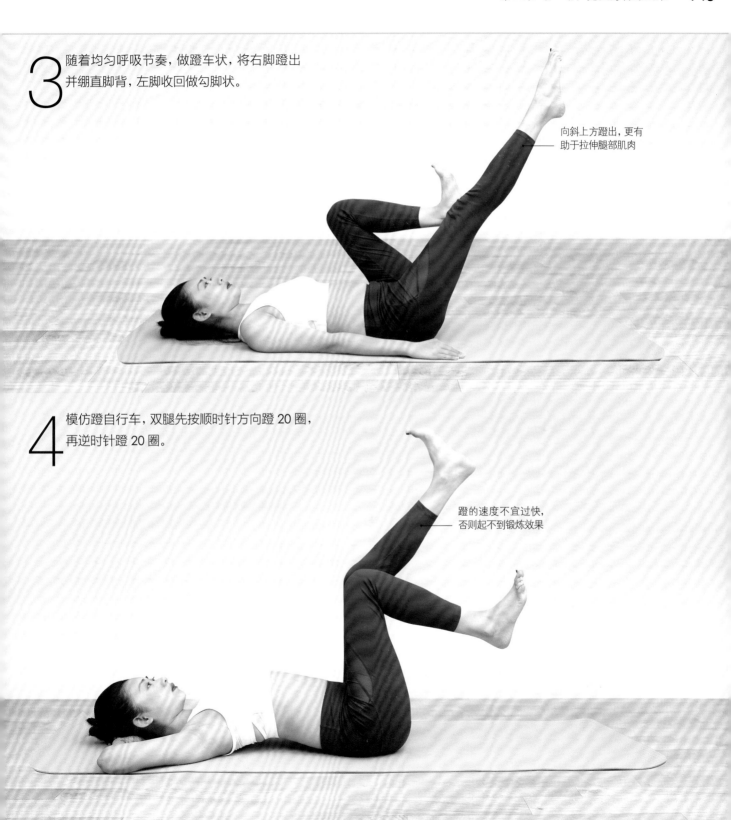

顶峰式，
优化小腿线条

此式可以拉伸腿部后侧的肌肉及脚部、腿部的筋腱，有助于缓解脚跟的僵硬和疼痛，也有助于提拉小腿线条，消除粗壮的小腿肌肉，优化小腿线条。

细节
做对不易受伤
心血管疾病患者应小心进行：此运动需要保持头朝下的体式，因此血压异常或心脏病的人，应在确保安全的情况下适当练习。

锻炼部位：腿部后侧肌肉及筋腱

1 跪于瑜伽垫上，大臂与大腿均与地面约呈 90°，以起到较好的支撑作用，双手在面前交叠，头部自然放松，双脚脚趾撑地，进行一组均匀呼吸。

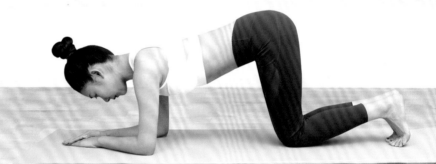

2 再呼气时，腿部发力，脚跟向后踩，臀部向上顶起，呈一座山峰状，反复做向下压实脚跟的动作。

臀部尽力向上顶起

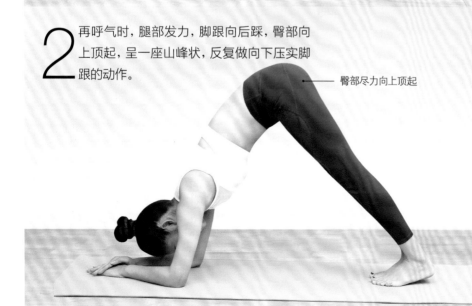

错误动作
膝盖弯曲，没有起到拉伸腿部的作用。

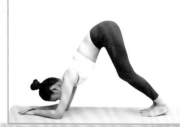

M 坐姿拉伸，
改善大腿腿形

此套运动可以有效拉伸大腿前侧肌肉，也能改善大腿骨外旋、骨盆外扩情况，有助于改善 O 型腿。

这样做，效果更明显

• 腰腹部紧贴地面：腿部呈 M 形坐姿，腰部会不由自主地向上拱起，这样会影响大腿前侧的拉伸情况，降低修饰腿部线条的效果。

> **！ 细节**
> **做对不易受伤**
>
> X 型腿者不宜进行：X 型腿者的大腿骨往往出现内旋情况，做此运动可能会加重腿形问题。

锻炼部位：拉伸大腿前侧肌肉

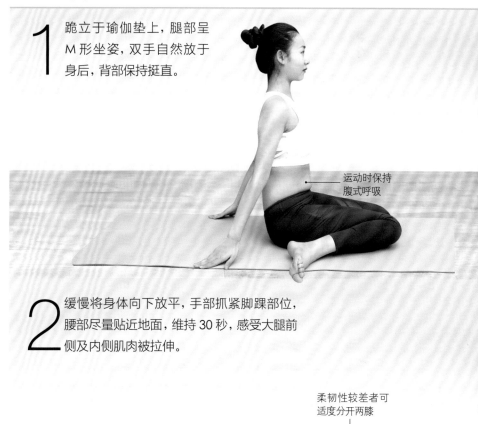

1 跪立于瑜伽垫上，腿部呈 M 形坐姿，双手自然放于身后，背部保持挺直。

运动时保持腹式呼吸

2 缓慢将身体向下放平，手部抓紧脚踝部位，腰部尽量贴近地面，维持 30 秒，感受大腿前侧及内侧肌肉被拉伸。

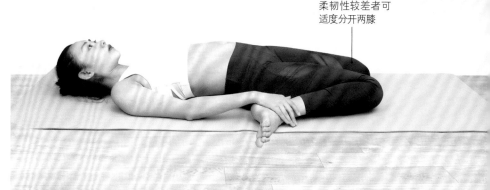

柔韧性较差者可适度分开两膝

骑马式,
优化大腿前侧线条

　　此套运动可以伸展大腿前侧肌群,消耗大腿多余赘肉,有助于塑造腿部线条,还可增强身体的平衡能力和协调能力。

这样做,效果更明显

• 脚跟尽力贴向臀部:屈起的后侧腿应尽力向臀部贴近,感受大腿前部肌肉被拉伸的感觉。

搭配训练

• 骑马式 + 猫式运动:与猫式运动隔天交替进行,每天进行一种动作 1~3 组,每组 2~5 遍。

！ 细节
做对不易受伤

保持身体的稳定:骑马式需要靠脚掌及膝部支撑身体,因此在进行此运动时,应注意保持身体的稳定,避免左右倾倒、摔伤。

锻炼部位: 大腿前侧肌群

1 跪趴在瑜伽垫上,呈四角位支撑身体,双臂、大腿垂直于地面,双臂、双腿分开约一肩宽,保持背部伸展。

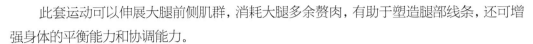

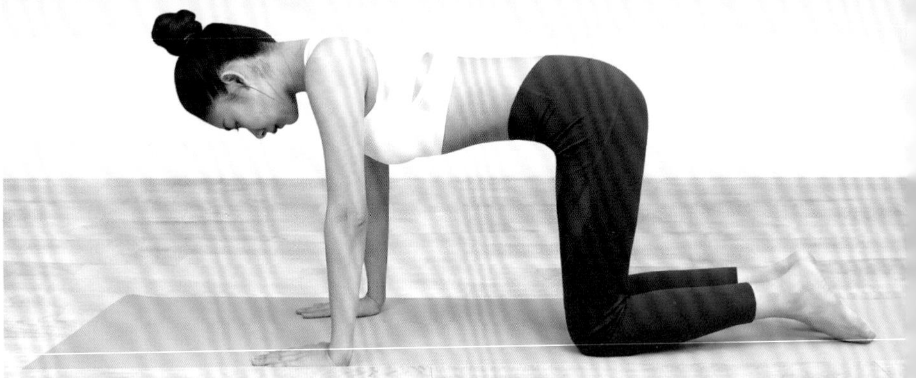

2 右腿缓慢向前迈到两手中间,后侧腿向后伸展,小腿及脚背紧贴地面,保持身体的稳定。

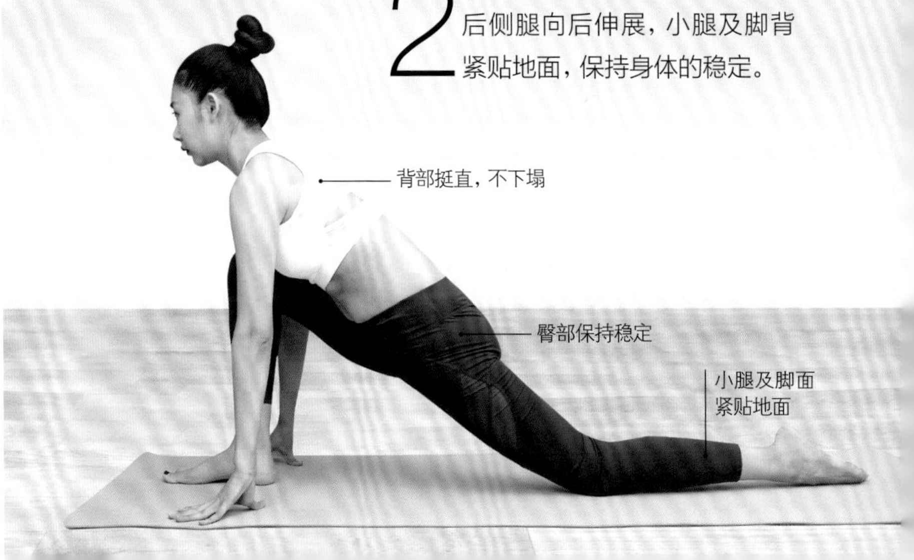

——— 背部挺直,不下塌

——— 臀部保持稳定

小腿及脚面
紧贴地面

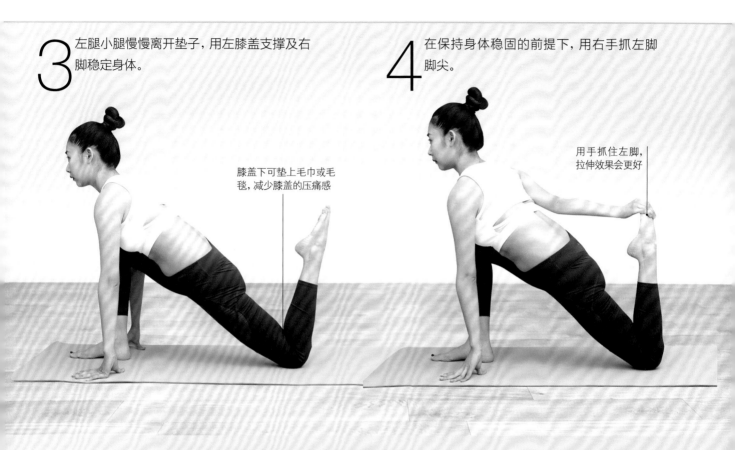

3 左腿小腿慢慢离开垫子，用左膝盖支撑及右脚稳定身体。

膝盖下可垫上毛巾或毛毯，减少膝盖的压痛感

4 在保持身体稳固的前提下，用右手抓左脚脚尖。

用手抓住左脚，拉伸效果会更好

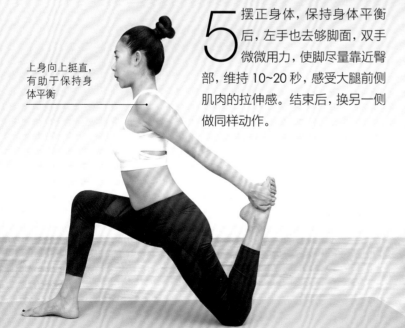

上身向上挺直，有助于保持身体平衡

5 摆正身体，保持身体平衡后，左手也去够脚面，双手微微用力，使脚尽量靠近臀部，维持 10~20 秒，感受大腿前侧肌肉的拉伸感。结束后，换另一侧做同样动作。

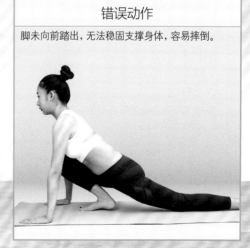

错误动作

脚未向前踏出，无法稳固支撑身体，容易摔倒。

附录：8 款特效瘦身茶饮

平常又忙又累的你，可能根本没有精力和心思减肥、瘦身，怎么办？推荐 8 款瘦身茶饮，让瘦身成为一件顺其自然的事，赶快试一试，让我们一起将苗条进行到底！

1. 决明子茶
——抑制并分解脂肪

决明子具有通便、调节肠胃和促进排毒的作用，不但可以抑制脂肪的合成和沉淀，还能对已有的脂肪起到分解作用。如果喝决明子茶时再加上一些生山楂片、冬瓜子、何首乌等，则会起到更好的瘦身功效，还可以解决厌食、消化不良等症状。

饮用方式：每天只要用 10 克左右的决明子泡茶，分多次饮用，就可以达到抑制脂肪的目的。

2. 荷叶茶
——润肤抑脂

荷叶茶是从古代传承下来的减肥秘诀，饮用后不仅能令人神清气爽，还可以改善面色，使大便畅通。更神奇的是，坚持饮用荷叶茶 3~6 个月，你会发现对食物的爱好会自然发生变化，变得不再喜食油腻，清淡饮食自然利于瘦身。

饮用方式：首先必须是浓茶；其次是一天 4~6 次较为合适；最后，空腹时饮用更佳。

3. 普洱茶
——瘦腰又美腹

普洱茶适合容易胃积食的女性饮用，它能明显促进肠胃蠕动，加速食物消化，减少小肠对甘油三酯和糖分的摄取，因此可以有效避免身体因脂肪、糖分得不到正常代谢而导致的发胖现象。由于肠胃功能不佳出现小肚腩的女性，坚持饮用普洱茶会收到很好的收腰腹效果。

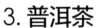

饮用方式：饭后一杯效果更佳。

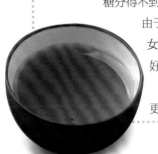

4. 黑茶
——抑脂瘦腰

黑茶在发酵过程中会产生一种叫作"普诺尔"的成分，这种成分可以有效地防止脂肪在身体中部堆积，因此黑茶适宜腰腹部减肥。

饮用方式：要喝刚泡好的茶，喝完全身发暖甚至出点汗效果更好。坚持每天喝 1 500 毫升黑茶，并且每餐前后各 1 杯，腰腹部会越来越漂亮。

5.薏仁茶
——排毒消肿

薏仁是消肿利湿的佳品。喜欢喝水的人，在下午、晚上腿脚就容易浮肿，早起浮肿会消失，这属于单纯水分滞留引起的水肿胖。这类女性适合喝薏仁茶，它能促进滞留水分的排出，缓解浮肿，还能抑制食欲，避免暴饮暴食。

饮用方式：把薏仁洗净沥干后中小火炒 20~30 分钟，基本熟透时即盛出，然后用白开水冲泡即可饮用。

6.艾蒿茶
——缓解浮肿

艾蒿茶是消肿的干将，它能够通过清理体内积水、加速水分排出达到消肿的效果，并有利尿解毒之功效。身体容易浮肿，尤其是面部易出现浮肿现象的女性，可以试试开水直接冲泡制成的艾蒿茶。

饮用方式：一般来说，连续饮用 3 天以上，面部浮肿就会得到明显缓解。

7.罗汉果茶
——零热量除水肿

成熟的罗汉果富含强甜味物质，其甜度是蔗糖的 300 倍，但这种甜味物质属于非糖成分。多喝罗汉果茶有利于排出体内多余水分，消除浮肿，而摄入的热量却近乎为零。

饮用方式：将 1 个罗汉果切碎，用沸水冲泡 10 分钟后即成，每天可饮用一两次，每次 1 个。

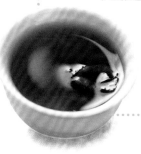

8.生姜红茶
——燃脂美容明星

用普通的红茶包冲一杯红茶，将少许生姜末掺入其中搅匀，就是生姜红茶了。相比普通的红茶，这种茶更能提高人体的代谢活动，起到温暖身体的作用，并可以有效地帮助身体排出多余的水分和脂肪。

饮用方式：每天一杯，饭前饭后均可。

图书在版编目 (CIP) 数据

享瘦塑形瑜伽 / 纪海南主编 . -- 南京：江苏凤凰科学技术出版社，
2020.2
（汉竹·健康爱家系列）
ISBN 978-7-5713-0447-8

Ⅰ.①享… Ⅱ.①纪… Ⅲ.①瑜伽–基本知识 Ⅳ.① R793.51

中国版本图书馆 CIP 数据核字 (2019) 第 120423 号

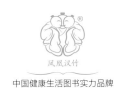

中国健康生活图书实力品牌

享瘦塑形瑜伽

主 编	纪海南	
编 著	汉竹	
责任编辑	刘玉锋	
特邀编辑	李佳昕 张 欢	
责任校对	郝慧华	
责任监制	曹叶平 刘文洋	

出版发行	江苏凤凰科学技术出版社
出版社地址	南京市湖南路 1 号 A 楼，邮编：210009
出版社网址	http：//www.pspress.cn
印 刷	合肥精艺印刷有限公司

开 本	715mm×868mm　1/12
印 张	13
字 数	260 000
版 次	2020 年 2 月第 1 版
印 次	2020 年 2 月第 1 次印刷

标准书号	ISBN 978-7-5713-0447-8
定 价	39.80 元

图书如有印装质量问题，可向我社出版科调换。